Misophonie

verstehen und überwinden

Thomas H. Dozier

Misophonie

verstehen und überwinden

Entstehung und Verlauf,
Diagnose und Behandlung

LOTUS PRESS

Haftungsausschluss

Die nachstehend dargelegten Informationen sind die Ansichten des Autors am Erscheinungsdatum. Dieses Buch dient nur zu Informationszwecken. Aufgrund der schnellen Veränderungen von Erkenntnissen behält sich der Autor das Recht vor, seine Auffassungen jederzeit zu ändern oder zu aktualisieren. Obwohl alle Anstrengungen unternommen wurden, die Richtigkeit der Informationen des Buches zu überprüfen, übernimmt der Autor keine Verantwortung für Fehler, Ungenauigkeiten oder Auslassungen.

Dieses Buch bietet keinen ärztlichen Rat und sollte nicht als Ersatz für einen Arztbesuch verwendet werden. Der Leser sollte bezüglich seiner Gesundheit regelmäßig einen Arzt konsultieren, besonders dann, wenn er Symptome aufweist, die eine Diagnose oder ärztliche Behandlung erfordern.

Um die Privatsphäre der Patienten zu schützen, die ihre Erfahrungsberichte zur Verfügung stellten, wurden ihre Namen geändert.

Impressum
Thomas H. Dozier: Misophonie verstehen und überwinden

Zweite vollständig überarbeitete Auflage

Titel der amerikanischen Originalausgabe: Understanding and Overcoming Misophonia - A Conditioned Aversive Reflex Disorder. Herausgegeben vom Misophonie Behandlungsinstitut, 5801 Arlene Way, Livermore, CA-94550

www.lotus-press.com

ISBN 978-3-945430-64-4

Inhalt

Vorwort des Herausgebers

„Ich kann es nicht haben, wenn ich Mama essen höre. Darf ich das Radio anmachen?“ Mein Sohn war 12, als er das beim Mittagessen zum ersten Mal sagte. Bestürzt nahmen wir den Hass und die Verzweiflung in seinem Blick wahr. Wir konnten uns nicht erklären, was los war.

Er machte gerade eine schlimme Zeit in der Schule durch, in der er Mobbing und Ausgrenzung erfahren musste. Und nun konnte er nicht mehr mit der Familie am Tisch sitzen. Er fing überhaupt an, alle Situationen zu meiden, bei denen gegessen wurde. Kein abendliches gemeinsames Fernsehen, keine Kinobesuche, kein Essen gehen - es gab fast keine gemeinsamen Unternehmungen mehr. Meine Frau war völlig fertig - das Gefühl, dass das eigene Kind sich vor ihr ekelte, belastete sie schwer.

Es wurde immer schlimmer, er konnte dem Unterricht in der Schule nicht folgen, wenn jemand in der Klasse Kaugummi kaute - und einer kaute eigentlich immer, auch die ein oder andere Lehrperson. Wir Eltern ahnten nicht einmal, wie schlecht es ihm dort ging - und er durchlitt die Hölle.

Als psychotherapeutischer Heilpraktiker, spezialisiert auf Phobien und Zwangserkrankungen, erkannte ich in seinen Stresssymptomen gleich die Anzeichen einer Phobie - eine „Kauphobie“ habe ich es genannt. Ein fataler Irrtum. Alle meine Methoden, die sonst so wunderbar halfen, blieben bei meinem Sohn wirkungslos. „Du kannst als Vater dein Kind nicht therapieren!“, sagte man mir. Also schickten wir ihn zu anderen Therapeuten - Jugendpsychologen, Klopftherapeuten, Kinesiologen, und später Verhaltenstherapeuten und auch einem Therapeuten für Traditionelle Chinesische Medizin. Zwischendurch Familienaufstellungen, Aggressionsseminar, Reiki und noch vieles mehr - alles ohne den geringsten Erfolg. Es wurde immer schlimmer. Unsere familiäre Situation war stark belastet, wir Eltern suchten verzweifelt nach einer Ursache. Was hatten wir bloß derart falsch gemacht, dass es unserem Kind so schlecht ging? Mit 18 rutschte er in eine Depression und bekam das Antidepressivum Citalopram, was seine Empfindlichkeit Geräuschen gegenüber etwas zu verbessern schien. Leider nur kurzzeitig. Während der Ausbildung zum Erzieher litt er sowohl in der Schule als auch in seiner Wohngemeinschaft wegen unterschiedlichster Nebengeräusche wie das Bassbrummen der Musik der Zimmernachbarn, Fiepen der Heizung etc., so dass er keine Möglichkeit zur Erholung hatte. Er fing an, sein Leben zu hassen. Niemand schien sein Leid nachvollziehen zu können, kein Therapeut hatte je von solchen Symptomen gehört. Alle Therapieversuche waren wirkungslos, keine Hilfe in Sicht. Er brach seine Ausbildung ab und war völlig verzweifelt. Und die ganze Familie mit ihm.

Dabei ist er intelligent, handwerklich begabt, hilfsbereit, sozial kompetent - sobald aber jemand in seiner Umgebung aß oder kaute, war er nicht mehr er selbst. Und inzwischen reichte schon der Anblick sich bewegender Kiefer.

Dann, er war inzwischen 24 Jahre alt, nach über 12 Jahren des Suchens und erfolglosen Therapierens, ein Lichtblick: Auf der Suche nach einer Möglichkeit, bei einem Computerspiel die Kaugeräusche, die ertönten, wenn Energie getankt wird, auszuschalten, fand er im Internet etliche Leidensgenossen, die genau dieses Geräusch auch maßlos störte. Und einer schrieb: „Da springt meine Misophonie voll an“.

Mit dem Satz: „Ich weiß jetzt, was ich habe, es heißt Misophonie!“, kam er zu mir. Und zusammen begannen wir zu recherchieren. Ich las alles, was es an Büchern zum Thema gab - nicht viel und alles auf Englisch. Meist waren es deprimierende Selbsterfahrungsberichte, alle mit dem Konsens „Misophonie ist nicht heilbar“. Eins aber war anders. Der amerikanische Familientherapeut Thomas Dozier hatte jahrelang auf dem Gebiet geforscht und entdeckt, dass Misophonie etwas ganz anderes als eine Phobie ist, ja, dass die Art, wie Phobien behandelt werden, Misophonie sogar noch schlimmer macht. Er beschreibt sie als erworbenen Reflex, bei dem eine Muskelreaktion eine zentrale Rolle spielt.

Alles, was Thomas zum Thema zu sagen hatte, passte genau zu dem, was mein Sohn durchlebt und durchlitten hatte. Sogar den Muskelreflex konnten wir anhand Thomas' Anleitung identifizieren und üben jetzt gezielt, die misophonische Reaktion aufzulösen.

Die Erleichterung allein dadurch, dass es nun endlich eine richtige Diagnose gab, war enorm. 12 Jahre lang, sein halbes Leben also, hatte unser inzwischen erwachsenes Kind von allen Therapeuten gehört, dass es sich den belastenden Situationen nicht entziehen dürfe - denn Konfrontation ist bei der Therapie von Phobien die übliche Methode. Er zwang sich also, seine Trigger auszuhalten. Auch ich als Vater hatte ihn darin bestärkt, die Konfrontation zu suchen und ihr keinesfalls aus dem Weg zu gehen. Aber Misophonie ist keine Phobie. Mittlerweile wissen wir, dass dies bei Misophonie der absolut falsche Weg ist. Und uns ist klar geworden, warum sich sein Zustand immer weiter verschlechterte: nicht trotz, sondern wegen der Therapien. Allein durch das Wissen über Misophonie ist das Leben für uns sehr viel leichter und entspannter geworden. Wir können ganz anders mit der Situation umgehen und sind auf einem guten Weg.

Die Tatsache, dass es noch keinerlei deutschsprachige Literatur über Misophonie gab, veranlasste mich, Thomas nach den Übersetzungsrechten für sein Buch zu fragen. Er willigte begeistert ein, so dass Sie nun dieses Buch in den Händen halten können.

Ich hoffe, dass es vielen Misophonikern, ihren Familien und Freunden eine Hilfe sein wird.

Andreas Seebeck, Juni 2016

Vorwort

Wie ich mit Misophonie in Berührung kam

Freitag, 31. August, 2012 - der Tag, an dem ich den Begriff „Misophonie" zum ersten Mal hörte. Eine Mutter bat mich im Rahmen einer Familientherapie um Rat. Sie erzählte, dass ihre Tochter unter Misophonie leide, die sich bei ihr in einem starken Hass auf die Atem- und Essgeräusche ihrer Eltern äußerte. Die Situation in der Familie sei dadurch stark belastet. Eine Behandlung dafür gäbe es nicht.

Da ging mir ein Licht auf. Plötzlich verstand ich, was mit meiner inzwischen erwachsenen Tochter los war, die es nicht ertragen kann, mich kauen zu hören: Sie litt an Misophonie! Und ebenso ihre Tochter.

Ich wollte diesem rätselhaften Zustand auf den Grund gehen und begann über Misophonie zu recherchieren. Ich bin noch nie einer Herausforderung aus dem Weg gegangen, und hier starrte mir eine direkt ins Gesicht. Hier konnte ich gleichzeitig meiner Familie und vielen anderen Menschen helfen.

Es macht mir Freude, anderen zu helfen, noch dazu bin ich ein hartnäckiger Mensch. Wenn ich mir also etwas in den Kopf gesetzt habe, dann bleibe ich auch trotz Rückschläge oder Hindernisse dabei. Behandlungsmethoden für Misophonie, einschließlich Smartphone-Apps, zu entwickeln, war für mich ein technisch anspruchsvolles und vielversprechendes Projekt und mittlerweile sind wir dabei schon sehr weit gekommen.

Ich hoffe, dass dieses Buch Ihnen helfen wird, Misophonie zu verstehen. Falls Sie Misophoniker sind, kann es Ihnen Hilfestellung geben, sofortige Änderungen in Ihrem Leben vorzunehmen und dadurch Ihr Leiden und den damit verbundenen emotionalen Stress zu reduzieren. Sie können lernen, ihren Zustand in den Griff zu bekommen, denn Sie sind nicht verrückt und Sie haben auch keinen Geburtsfehler. Ihre Trigger sind im Laufe der Zeit, evtl. sogar vieler Jahre, entstanden, und deshalb können sie auch nicht von heute auf morgen überwunden werden - doch es ist möglich. Ich wünsche Ihnen viel Erfolg dabei. Packen wir es gemeinsam an!

Thomas H. Dozier

1. Einführung

Der Begriff „Misophonie“ setzt sich aus den griechischen Wörtern „Miso“ (Hass) und „Phonia“ (Geräusche) zusammen und bedeutet wörtlich „Hass auf Geräusche“. Charakteristisch für Misophonie sind extreme emotionale Reaktionen auf normale Geräusche oder auch visuelle Eindrücke. Diese sogenannten „Trigger“ lösen emotionale Reaktionen wie z.B. Wut oder Ekel aus. Die Wut auf den Trigger kann durchaus unterschiedlich ausfallen und die ganze Bandbreite von Irritation bis Hass durchlaufen. Die Störung wurde 2001 von den Neurowissenschaftlern Dr. Pawel und Dr. Margaret Jastreboff[1] so benannt. Im Jahre 1997 identifizierte die Audiologin Marsha Johnson[2] sie zum ersten Mal und nannte sie „Selektive Geräuschintoleranz - Selective Sound Sensitivity Syndrome“, oder als Kurzform „4S“. Diese Bezeichnung ist zwar viel treffender, da die Intoleranz nur bestimmte, d.h. selektive Geräusche umfasst, aber mittlerweile ist der Begriff „Misophonie“ bekannter und schließt auch visuelle Trigger mit ein.[3]

Sie fragen sich wahrscheinlich: „Wie können solche unscheinbaren Geräusche derart belastend sein? Wie und warum provozieren diese Geräusche solche irrationalen Ausbrüche von Wut und Ekel?“

Es ist schwer zu begreifen, dass etwas so Harmloses wie das Knirschen von Kartoffelchips oder ein Schniefen derart extreme Reaktionen auslösen kann. Ist das vielleicht alles nur Einbildung? Das kann doch gar nicht sein, das gibt es doch gar nicht! Aber lei-

[1] Jastreboff & Jastreboff, 2002

[2] Bernstein, Angell, & Dehle, 2013

[3] Bernstein, Angell, & Dehle, 2013; Dozier, 2015a; Johnson et al., 2013; Schröder, Vulink, & Denys, 2013

der gibt es das doch - und es ist noch dazu viel schlimmer als man es sich als Nicht-Betroffener vorstellen kann.

Ein Misophoniker reagiert sofort auf den Triggerstimulus, der entweder hörbar oder sichtbar ist. Diese Reaktion ist ein Reflex, also unmittelbar und unfreiwillig. Die Trigger sind häufig leise, normale Geräusche, die Nicht-Misophoniker oft gar nicht wahrnehmen. Wenn jedoch ein Misophoniker zusammen mit jemandem im Zimmer ist, der auf seinem Kaugummi herumkaut, wird er das hören und sofort darauf reagieren.

Misophonie ist immer mit starken Gefühlen verbunden, üblicherweise Hass, Wut, Ekel, Verbitterung. Unter Umständen fühlt sich die betroffene Person sogar angegriffen. Misophoniker wollen dem Geräusch um jeden Preis entkommen. Oft greifen sie ihre Triggerperson in Gedanken körperlich oder verbal an. Die wenigsten setzen diese Gedanken jedoch in die Tat um.

In diesem Buch stelle ich Ihnen Menschen vor, die an Misophonie leiden. Einige von ihnen sind meine Patienten, andere habe ich privat kennengelernt. Alle gaben mir ihr Einverständnis, ihre Geschichte zu veröffentlichen, damit anderen damit geholfen werden kann. Ihre Namen wurden geändert, um ihre Privatsphäre zu schützen. Beginnen wir mit zwei Männern, die hoffen, eines Tages nicht mehr hilflos ihrem Leiden ausgesetzt zu sein.

Ryans Geschichte

> *„Meine Misophonie trat auf, als ich ungefähr sechs oder sieben Jahre alt war. Wenn meine Eltern mit mir schimpften, hielt ich mir die Ohren zu und bat sie, mich nicht anzuschreien. Sie schrien nicht wirklich, doch ich habe zusätzlich zu meiner Störung auch noch ein überdurchschnittliches Hörvermögen. Als wir das von ei-*

nem Hals-Nasen-Ohrenarzt überprüfen ließen, redete meine Mutter jedoch während des Hörtests mit dem Arzt, und so dachten sie, dass ich halb taub wäre.

Ich würde sagen, dass meine Trigger sich über die Jahre hinweg vervielfältigt haben. Anfangs störten mich nur Kaugeräusche, aber als ich zur Uni ging, verschlimmerte sich alles unglaublich schnell. Selbst wenn nur die Möglichkeit besteht, dass jemand im gleichen Zimmer essen wird, stehe ich auf und gehe raus, aus Angst vor dem was passieren könnte. Vogelgezwitscher (es begann in meinem ersten Studienjahr in der Uni, weil die Vögel vor meinem Schlafzimmerfenster keine Ruhe gaben), das Klicken eines Kugelschreibers, das Klopfen von Fingernägeln, Tastaturgeräusche vom Handy, schweres Atmen, jegliches Geräusch, das durch die Wände dringt, aber ganz besonders Stimmen, Schniefen, Räuspern, der Bass von Musik und vieles mehr. Meine Misophonie hat sich so weit entwickelt, dass jedes sich wiederholende Geräusch mich wahnsinnig macht. Ich bin dauernd auf der Hut vor Triggergeräuschen und schlafe deswegen immer mit Kopfhörern, weißem Rauschen und einem Ventilator auf höchster Stufe.

Freunde und Familienmitglieder wissen schon länger, dass etwas mit mir los ist, denn sobald ich einen Trigger wahrnehme, werfe ich ihnen einen Blick zu, der ihnen sagt: „Hör damit auf oder ich bringe dich um!“ Sie hören dann auch sofort mit dem auf, was sie gerade tun, und entschuldigen sich, woraufhin ich mich natürlich furchtbar fühle. Zu essen ist ja schließlich normal und man sollte sich dafür nicht entschuldigen müssen. Ich weiß ja, dass ihr Verhalten absolut in Ord-

nung ist. Sie lösen diese fürchterlichen Emotionen in mir ja nicht mit Absicht aus und die Geräusche, die mich nerven, sind schließlich Alltagsgeräusche. Doch in dem Moment kann ich nur an das Geräusch denken und wenn ich ihm nicht entkommen kann (ich ziehe mich wenn möglich zurück), dann drehe ich durch. Im Studentenwohnheim an der Uni konnte ich zum Beispiel meine Zimmernachbarn hören und da ich diesem Geräusch nicht entkommen konnte, flippte ich aus und fing an, gegen die Wände zu schlagen und zu brüllen. Ich kochte nur so vor Wut. Später schämte ich mich dann für mein unkontrolliertes Verhalten, aber ich konnte einfach nichts dagegen tun. Wenn ich dem Geräusch nicht entkommen kann, fühlt es sich nach ungefähr fünf Minuten so an, als ob die Leute mich mit Absicht nerven wollen. Natürlich griff der Leiter des Studentenwohnheims ein, ich wohne jetzt nicht mehr auf dem Campus.

Nachdem ich meiner Familie die Forschungsergebnisse von misophoniatreatment.com vorlegte, zeigten alle weit mehr Verständnis. Meine Mutter ist rücksichtsvoller als mein Vater. Seine Kaugeräusche, auch wenn er mit geschlossenem Mund kaut, sind mein absolut größter Trigger. Er kaut wirklich dauernd an seinen Nägeln, seiner Lippe oder der Innenseite seiner Wange. Meine Schwester und mein Vater leiden außerdem am Tourette-Syndrom. Stellen Sie sich mal vor, wie schwer es ist, an Misophonie zu leiden und mit Leuten zusammenzuwohnen, die zwanghaft bestimmte Handlungen wiederholen und Laute von sich geben. Ich bin inzwischen fast ständig alleine auf meinem Zimmer. Es stört mich nicht, für mich zu sein, und ganz ehrlich -

ich fühle mich viel weniger gestresst, weil ich keine Triggergeräusche befürchten muss. Leider heißt das aber auch, dass ich meine Familie fast nie sehe, obwohl ich mit ihr zusammen wohne. Hinzu kommt, dass mich laute Geräusche jedes Mal fast zu Tode erschrecken. Taub zu sein erscheint mir inzwischen als die einzige Möglichkeit, mich in der Gegenwart anderer Leute wohl zu fühlen.

Ich wüsste gern, was ich tun könnte, um weniger isoliert zu leben. Ich liebe schließlich meine Familie und möchte gerne Zeit mit ihr verbringen, aber es ist mir einfach nicht möglich."

Bills Erfahrungsbericht

„Es kommt mir vor, als ob ich die Details aller dieser Misophonie-Erfahrungsberichte genau kenne - ich kann genau nachempfinden, was diese Menschen durchmachen. Ich hatte vor Kurzem eine Krise, daraufhin wurde Misophonie bei mir diagnostiziert und seitdem beschäftige ich mich damit und recherchiere - besonders auch im Internet. Die Symptome der Misophonie habe ich schon seit meiner frühesten Kindheit. Ich erinnere mich noch lebhaft an einen Familienurlaub, eine Autoreise, die über 4000 km lang war. Auf dieser Reise bemerkte ich das laute Atmen meines kleinen Bruders. Zwar versicherte mir meine Mutter, dass alles in Ordnung sei, aber schon bald fingen mein Bruder und ich an, uns anzubrüllen. Ich klemmte schließlich meinen Kopf zwischen das Autofenster und meinen Arm, so dass ich meinen Bruder nicht mehr hören konnte.

„Meine Misophonie“ von Angela Muriel Inez Mackay

Meine Misophonie ist keine Laune.
Ich will mich durch sie nicht in den Mittelpunkt stellen.
Ich muss nicht einfach mal an die frische Luft oder eine Tablette schlucken.
Meine Misophonie ist keine Intoleranz.
Sie ist keine Ausrede, um gemein zu sein -
und NEIN, ich habe nicht gerade meine Tage.

Ich weine nicht, weil ich traurig bin.
Ich weine aus Wut, weil ich nicht weiter weiß.
Ich weine, weil ich Angst habe, dass es dir einfach zu viel wird.
Dass du mich wegschieben wirst.

Ich trage die Kopfhörer nicht aus Trotz
oder weil ich nicht hören will, was du mir zu sagen hast.
Ich trage die Kopfhörer ironischerweise, weil ich mich nach Ruhe sehne.

Mein Motto lautet: „Ich bin schuld, nicht du“.
Das sage ich mir dauernd, während du kaust.
Jeder Bissen fräst sich in meinen Gehörgang.
Jedes Kratzen deiner Gabel ballt meine Hand zur Faust.
Jedes Rascheln der Tüte lässt mich schaudern.

Es bringt mich um, wenn du über meinen Schmerz lachst.
Dein Kaugummi verspottet mich,
und anstatt dich zu entschuldigen, sagst du nur:
„Es ist doch nur ein Geräusch!“

Na klar, für dich ist es nur ein Geräusch.
Aber für mich ist es mein schlimmster Alptraum.

Mich treibt es dazu,
Leute zu meiden,
keine Pläne zu machen,
nicht mit Freunden essen zu gehen.

Wegen dieses Geräusches möchte ich nur noch zuhause bleiben.
Und ich frage mich, wozu ich mich noch anstrenge.

Meine Misophonie macht mir Angst.
Jeden Tag habe ich Angst,
dass Leute nicht mehr mit mir klarkommen,
dass sie denken, dass ich überempfindlich bin,
dass ich „intolerant" bin.

Meine Misophonie ist ein Teil von mir,
und es tut mir leid.

Es tut mir leid,
dass ich dich wütend anstarre,
dass ich vor dir zusammenzucke,
dass ich dich ankeife.

Es tut mir leid.
Ich habe Misophonie.

2. Diagnose

Um zu verstehen, was Misophonie eigentlich ist, ist es zunächst wichtig zu wissen, was sie NICHT ist.

Misophonie ist keine Überempfindlichkeit gegenüber Lautstärke, wie sie z.B. bei Kleinkindern häufig auftritt. Dies ist eine Hyperakusis, die oft schon in der Kindheit beginnt, und sich im weiteren Leben fortsetzt. Manchmal entwickelt sie sich allerdings auch erst im Erwachsenenalter. Ein Audiologe kann testen, ab welcher Lautstärke Geräusche als schmerzhaft empfunden werden und bestimmte Behandlungen empfehlen, die die Beschwerden lindern.

Misophonie ist auch etwas anderes als Phonophobie. Dies ist die Angst vor bestimmten Geräuschen wie z.B. dem der Toilettenspülung oder des Staubsaugers. Diese Störung tritt ebenfalls oft schon bei Kleinkindern auf, außerdem bei autistischen Kindern, und hat nichts mit Misophonie zu tun.

Auch die „Störung der Sinnesverarbeitung" (SPD - Sensory Processing Disorder) hat absolut nichts mit Misophonie zu tun. Diese Störung äußert sich durch signifikante Schwierigkeiten bei der Verarbeitung von sensorischem Input, beispielsweise Tasten, Schmecken, Riechen, Sehen und Hören. Ein Kind, das darunter leidet, zeigt eine Intoleranz gegenüber lauten Geräuschen - oftmals wird in solchen Fällen fälschlicherweise Hyperakusis oder Phonophobie diagnostiziert.

Misophonie ist nicht die simple Irritation, die jemand aufgrund von lauten, kontinuierlichen, irritierenden oder aufdringlichen Geräuschen empfindet, und sollte auch nicht mit Hochsensibilität verwechselt werden. Hochsensible Personen haben eine geringe Toleranz gegenüber unangenehmen oder irritierenden Situationen.

Nehmen wir zum Beispiel jemanden, der in der Nähe eines Flughafens wohnt und extrem emotional auf den Fluglärm reagiert. Er leidet wahrscheinlich unter Misophonie, wenn schon ein einziges Flugzeug diese Reaktion triggert. Wenn aber hauptsächlich das erste Flugzeug am frühen Morgen die negative Reaktion hervorruft, dann ist er eher hochsensibel. Er ärgert sich, weil er weiß, dass er dem Lärm den ganzen Tag ausgesetzt sein wird. Dadurch fühlt er sich völlig verzweifelt. Diese extremen Gefühlsregungen ähneln denen der Misophonie - von dieser sprechen wir aber nur dann, wenn eine Person auf das einzelne Vorkommen eines Triggers sofort mit Irritation, Wut oder Ekel reagiert.

Eine hochsensible Person kann gleichzeitig auch an Misophonie leiden. Aufgrund ihrer Hochsensibilität kann sie vielleicht einige irritierende Geräusche nicht ausstehen und hat zusätzlich noch misophonische Trigger.

Es ist auch nicht unbedingt Misophonie, wenn Sie die folgenden Geräusche als störend empfinden:

- Nägelkratzen auf einer Schultafel,
- ein schreiendes Baby,
- ein Messer kratzt auf Glas,
- ein Winkelschleifer (Flex) oder
- eine kreischende Frau.

Sie gehören zu den Top10 der irritierendsten Geräusche und es wird vermutet, dass wir genetisch dazu veranlagt sind, auf sie zu reagieren.

Fehldiagnosen

Viele Misophoniker leiden aufgrund von Fehldiagnosen. Diese sind fast unvermeidlich, denn bisher ist Misophonie in medizinischen und psychologischen Kreisen nahezu völlig unbekannt. Ich fragte Mitglieder einer Online-Selbsthilfegruppe für Misophoniker, welche Diagnosen bei ihnen gestellt wurden. Oft genannt wurden: Jähzorn, Trotzverhalten, affektive Störung, Hyperakusis, ADHS (Aufmerksamkeitsdefizit- / Hyperaktivitätsstörung), bipolare Störung, paranoide Persönlichkeitsstörung, Zwangsstörung, Angst, Autismus, Nervenstörung, Sinnesverarbeitungsstörung, Hochsensibilität, Phobie, typisches Mutter-Kind-Drama, Migräne, Krampfanfälle, PTBS (Posttraumatische Belastungsstörung) und Depressionen.

Wenn einem Arzt Misophonie unbekannt ist, wird er natürlich eine Fehldiagnose stellen. „Ich weiß nicht, was Ihnen fehlt" wäre für den Betroffenen besser, besonders, weil die Therapien, die auf eine Fehldiagnose folgen, oft nicht nur nutzlos sind, sondern den Zustand sogar noch verschlimmern.

Vielen Betroffenen wird gesagt, dass alles mit ihnen in Ordnung sei. Andere werden als verwöhnt, verrückt, überempfindlich und arrogant abgestempelt, oder ihnen wird vorgeworfen, dass man ihnen einfach nichts recht machen könne. Vielen wird geraten, die Geräusche einfach zu ignorieren; es sei ja schließlich alles Einbildung. Trigger zu ignorieren ist aber nicht möglich, so dass dieser Ratschlag höchstens zusätzliche Schuld- und Schamgefühlen verursacht.

Wie Sie herausfinden, ob Sie an Misophonie leiden

Nehmen wir ein Beispiel: Jemand empfindet starke Reaktionen auf das Weinen eines Babys. Ob es Misophonie ist, unter der er leidet, kann getestet werden. Dabei geht es darum auszuschließen, dass er auf die Lautstärke oder auf die Ursache (ein Baby in Not) des Triggergeräusches reagiert. Für den Test kann eine Tonaufnahme verwendet werden.

Zunächst wird festgestellt, ob die Reaktion von der Lautstärke des Geräusches abhängt. Wird die Person durch das aufgenommene Geräusch getriggert, obwohl es sehr leise ist?

Dann gilt es herauszufinden, ob es die Bedeutung des Geräusches ist, welche die starken Emotionen auslöst. Wenn jemand durch das Geräusch des weinenden Babys getriggert wird, obwohl es sehr leise und es ihm auch völlig klar ist, dass es sich um eine Aufnahme handelt (dass also nicht wirklich ein Baby in Not ist), dann leidet er unter Misophonie.

Misophoniker ist, wer mindestens einen Trigger hat, der eine extreme emotionale Reaktion verursacht. Eine klinische Definition von Misophonie sollte natürlich die Auswirkung des Triggers auf das Leben des Betroffenen in Betracht ziehen. Solch eine Klassifizierung nach DSM (Diagnostischer und statistischer Leitfaden psychischer Störungen) und ICD (Internationale Klassifikation der Krankheiten und verwandter Gesundheitsprobleme), welche im Gesundheitswesen als Grundlage von Diagnosen verwendet werden, gibt es aber noch nicht.

Den Schweregrad der Misophonie bewerten

Ich verwende drei Fragebögen, um den Schweregrad der Misophonie zu bewerten: die „Misophonie Aktivierungsskala“, die „Amsterdam Misophonieskala“ und den „Misophonie Selbstbewertungsfragebogen“. Der einfachste der drei ist die Misophonie Aktivierungsskala, die von Misophonia-UK.org entwickelt wurde.

Misophonie Aktivierungsskala (MAS-1)

Welche der folgenden Aussagen trifft am genauesten auf Sie zu?

Stufe 0: Sie hören einen bekannten Trigger, fühlen sich aber nicht unwohl.

Stufe 1: Trotz der Gegenwart einer Triggerperson spüren Sie wenig oder gar keine Erwartungsangst.

Stufe 2: Das bekannte Triggergeräusch löst gewissen psychischen Stress, Irritation oder Verärgerung in Ihnen aus. Es kommt aber zu keiner Panik oder Kampf-oder-Flucht-Reaktion.

Stufe 3: Sie spüren ein erhöhtes psychisches Stressniveau, reagieren jedoch nicht körperlich darauf. Es entsteht eine erhöhte Wachsamkeit gegenüber audiovisuellen Reizen.

Stufe 4: Sie haben eine minimale physische Reaktion auf den Stimulus. Sie reagieren mit konfrontationsvermeidenden Bewältigungsmechanismen: Sie bitten die Triggerperson, mit dem Geräusch aufzuhören, Sie halten sich diskret ein Ohr zu oder verlassen die Situation in aller Ruhe. Es kommt zu keiner Panik oder Kampf-oder-Flucht-Reaktion.

Stufe 5: Sie legen einen konfrontativen Bewältigungsmechanismus an den Tag. Sie halten sich beispielsweise beide Ohren zu, äffen die Triggerperson nach, greifen zu anderen Formen der Echolalie (Wiederholungen) oder zeigen sich sichtbar genervt.

Stufe 6: Sie verspüren starken psychischen Stress, Panik und eine Kampf-oder-Flucht-Reaktion.

Stufe 7: Sie leiden unter starkem psychischen Stress, Ihre konfrontativen Bewältigungsmechanismen werden lauter und häufiger. Der Trigger kann eine unfreiwillige sexuelle Erregung verursachen. Eventuell spielen sich das Triggergeräusch oder der visuelle Trigger auch noch nach Wochen, Monaten oder Jahren wiederholt in Ihrem Kopf ab.

Stufe 8: Sie verspüren starken psychischen Stress und haben Gewaltfantasien.

Stufe 9: Sie geraten in Panik und Wut, die man Ihnen ansehen kann. Sie treffen die bewusste Entscheidung, die Triggerperson nicht anzugreifen. Sie ergreifen die Flucht, um dem Geräusch zu entkommen, und lassen Ihre Wut an einem leblosen Objekt aus.

Stufe 10: Sie üben physische Gewalt auf eine Person, ein Haustier oder sich selbst aus.

Einer meiner Patienten berichtete von ungewollter sexueller Erregung bei einer intensiven misophonischen Reaktion (siehe Stufe 7), andere verspüren diese bei allen misophonischen Schweregraden. Ich komme später noch einmal darauf zurück, schlage aber vor, dass Sie sexuelle Erregung nicht als primäres Indiz für Ihre Misophonie verwenden. Misophoniker reagieren sehr unterschiedlich auf ihre Trigger. Bewerten Sie sich gemäß der höchsten Stufe, die sie in einer typischen Woche empfinden.

Amsterdam Misophonieskala (A-MISO-S)

Die Amsterdam Misophonieskala (A-MISO-S) ist eine Adaption der Yale-Brown Obsessive Compulsive Scale (Y-BOCS) für Zwangsstörungen und wurde von Forschern in Amsterdam entwickelt.[4]

Die Summe der Punkte Ihrer Antworten auf die folgenden Fragen bestimmt den Schweregrad ihrer Misophonie. Die Punktzahl sollte die durchschnittliche Auswirkung Ihres Triggers in der letzten Wochen widerspiegeln.

Frage 1: Wieviel ihrer Zeit wird durch die Auswirkung Ihrer misophonischen Trigger beansprucht? Wie oft kommen die Trigger selbst oder Gedanken über die Trigger vor?

0: Vernachlässigbar.
1: Gering. Weniger als 1 Stunde pro Tag. Seltene Trigger (oder Gedanken darüber), d.h. weniger als 5 Mal täglich.
2: Mäßig. 1-3 Stunden täglich. Häufige Trigger (oder Gedanken darüber), d.h. mehr als 8 Mal täglich.
3: Akut. Zwischen 3 und 8 Stunden täglich. Sehr häufige Trigger (oder Gedanken darüber).
4: Extrem. Mehr als 8 Stunden täglich, bzw. nahezu konstante Trigger (oder Gedanken darüber).

[4]Schröder, Vulink, & Denys, 2013

Frage 2: Wie wirken sich Ihrer misophonischen Trigger auf ihr Sozial- und Berufsleben aus? (Gibt es Aktivitäten, die sie aufgrund der Trigger vermeiden? Wenn sie zur Zeit nicht arbeiten, bewerten sie, wie sich die Trigger auf Ihr Arbeitsleben auswirken würden.)

0: Vernachlässigbar.
1: Gering. Geringfügige Auswirkung auf das Sozial-/ Berufs-/ Schulleben. Gesamtleistung ist nicht beeinträchtigt.
2: Mäßig. Gewisse Beeinträchtigung auf das Sozial- und Berufsleben, aber immer noch beherrschbar.
3: Akut. Wesentliche Beeinträchtigung auf das Sozial- und Berufsleben.
4: Extrem. Arbeitsunfähig.

Frage 3: Bewerten sie das Stressniveau, das ihre misophonischen Trigger verursachen. (Ziehen Sie nur die Emotionen wie Irritation, Wut oder Ekel in Betracht, die direkt mit Ihren misophonischen Triggern verbunden sind, nicht generelle Irritation, die auf andere Zustände zurückzuführen ist.)

0: Vernachlässigbar.
1: Gering. Gelegentlicher Stress / Irritation.
2: Mäßig. Störende, aber beherrschbare Irritation / Wut / Ekel.
3: Akut. Sehr störende Irritation / Wut / Ekel.
4: Extrem. Nahezu konstante und störende Irritation / Wut / Ekel.

Frage 4: Wie sehr bemühen Sie sich, ihre Trigger auszuhalten? (Wie oft versuchen Sie, die Trigger zu ignorieren? Bewerten Sie hier nur Ihr Bemühen, die Trigger auszuhalten und nicht, ob Sie erfolgreich Ihre Gedanken kontrollieren.)

0: Ich bemühe mich immer, meine Trigger auszuhalten. Meine Symptome sind minimal und es bedeutet keine Mühe für mich.
1: Ich bemühe mich meistens, meine Trigger auszuhalten.
2: Ich bemühe mich bis zu einem gewissen Grad, meine Trigger auszuhalten.
3: Ich gebe widerwillig nach und versuche nicht, meine Trigger auszuhalten.
4: Ich gebe allen meinen Impulsen widerstandslos nach.

Frage 5: Wie sehr können Sie ihre Gedanken über Ihre misophonischen Trigger kontrollieren? (Wie erfolgreich sind sie dabei, ihr Denken umzusteuern?)

0: Komplette Kontrolle.
1: Viel Kontrolle. Ich kann normalerweise damit aufhören, an meine misophonischen Trigger zu denken.
2: Mäßige Kontrolle. Ich kann manchmal damit aufhören, an meine misophonischen Trigger zu denken.
3: Wenig Kontrolle. Ich schaffe es meistens nicht, damit aufzuhören, an meine misophonischen Trigger zu denken und kann meine Aufmerksamkeit nur schwer auf etwas anderes umlenken.
4: Keine Kontrolle. Meine Gedanken über die misophonischen Trigger sind völlig unfreiwillig und ich kann sie nur sehr selten abschalten.

Frage 6: Vermeiden sie bestimmt Aktivitäten, Orte oder Leute aufgrund Ihrer Misophonie? (Zu welchem Grad gebrauchen Sie laute Geräusche, z.B. Musik, um ihre Triggergeräusche zu vermeiden?)

0: Keine bewusste Vermeidung.
1: Minimale Vermeidung. Weniger als 1 Stunde am Tag oder nur gelegentlich.

2: Mäßige Vermeidung. 1-3 Stunden täglich oder häufige Vermeidung.
3: Akute Vermeidung. Zwischen 3 und 8 Stunden täglich oder sehr häufige Vermeidung.
4: Extreme, extensive Vermeidung. Mehr als 8 Stunden täglich. Konstante Vermeidung der Triggergeräusche.

Abschließend: Was wäre das schlimmste Szenario, wenn sie Ihre misophonischen Trigger nicht vermeiden könnten?

____

Summieren Sie Ihre Ergebnisse, um den Schweregrad Ihrer Misophonie zu bestimmen:

0-4: subklinisch, d.h kein Bedarf für ärztliche Behandlung
5-9: gering
10-14: mäßig
15-19: akut
20-24: extrem

Misophonie-Selbstbewertungsfragebogen

Marsha Johnson entwickelte den Misophonie-Selbstbewertungsfragebogen für ihre Patienten. Der Fragebogen hat 21 Fragen, von denen jede mit 0 bis 3 Punkten bewertet werden kann, je nachdem wie gut dieser Zustand auf Sie zutrifft. Die Gesamtzahl Ihrer Punkte kann Ihnen helfen, den Schweregrad Ihrer Misophonie zu bestimmen.

MISOPHONIE SELBSTBEWERTUNGS-FRAGEBOGEN	
BEWERTUNGSSKALA: 0 = überhaupt nicht, 1= ab und zu, 2 = häufig, 3 = fast immer	Punkt-zahl
1. Meine Geräuschproblematik macht mich derzeit unglücklich.	
2. Meine Geräuschproblematik beeinträchtigt mich.	
3. Meine Geräuschproblematik hat mich in letzter Zeit wütend gemacht.	
4. Ich glaube, dass niemand versteht, warum ich ein Problem mit bestimmten Geräuschen habe.	
5. Meine Geräuschproblematik scheint keine klare Ursache zu haben.	
6. Ich fühle mich aufgrund meiner Geräuschproblematik hilflos.	
7. Meine Geräuschproblematik beeinträchtigt derzeit mein Sozialleben.	
8. Ich fühle mich aufgrund meiner Geräuschproblematik isoliert.	
9. Meine Geräuschproblematik hat mir in letzter Zeit Probleme in Gruppen bereitet.	
10. Meine Geräuschproblematik wirkt sich negativ auf mein Berufs- / Schulleben aus.	

11. Meine Geräuschproblematik frustriert mich.	
12. Meine Geräuschproblematik wirkt sich negativ auf mein ganzes Leben aus.	
13. Ich habe in letzter Zeit Schuldgefühle aufgrund meiner Geräuschproblematik.	
14. Meine Geräuschproblematik ist laut anderen „verrückt".	
15. Ich habe das Gefühl, dass mir niemand in Bezug auf meine Geräuschproblematik helfen kann.	
16. Ich fühle mich aufgrund meiner Geräuschproblematik hoffnungslos.	
17. Ich glaube, dass sich meine Geräuschproblematik immer nur verschlimmern wird.	
18. Meine Geräuschproblematik beeinträchtigt meine Beziehungen innerhalb der Familie.	
19. Meine Geräuschproblematik erschwert es mir in letzter Zeit, mit anderen Leuten zusammen zu sein.	
20. Meine Geräuschproblematik wird nicht als tatsächliches Leiden anerkannt.	
21. Ich mache mir Sorgen, dass mein ganzes Leben von meiner Geräuschproblematik bestimmt sein wird.	
GESAMTPUNKTZAHL	

Dr. Johnson unterteilte die Skala in drei Teile: 0-21 gilt als gering, 22-42 als mäßig und 43-63 als akut.[5] Sie lässt sich natürlich auch wie bei der Amsterdam Misophonieskala in fünf Teile zu unterteilen, nämlich:

- 0-11: subklinisch, d.h. kein Bedarf für ärztliche Behandlung
- 12-24: gering
- 25-37: mäßig
- 38-50: akut
- 51-63: extrem

Diese Bewertungen können Ihnen dabei helfen, die Entwicklung ihrer Misophonie zu überwachen. Ihre Symptome verändern sich oftmals sehr langsam (sowohl zunehmend als auch abnehmend), Behandlungen dauern meist sechs Monate oder länger. Von daher ist es hilfreich, die Fragebögen regelmäßig auszufüllen, um Ihren Fortschritt nach Behandlungsbeginn zu beobachten.

[5] Johnson, 2014

3. Trigger

Jegliche sich wiederholenden Geräusche oder visuellen Eindrücke und in seltenen Fällen sogar etwas, was man fühlt, riecht oder spürt, können zu Triggern werden. Am häufigsten sind Trigger, die von Menschen erzeugt werden, wie z.B. Atem- oder Kaugeräusche. Es können aber auch Geräusche von Dingen, wie z.B. klopfende Rohre, tickende Uhren, Haartrockner oder elektrische Rasierapparate sein. Trigger basieren immer auf den eigenen individuellen Erfahrungen. Der Grund für die vielen übereinstimmenden („typischen“) Trigger ist, dass wir viele dieser Erfahrungen gemeinsam haben. Wir essen oft gemeinsam mit anderen Menschen, hören andere atmen, und wenn wir mit einem Allergiker zusammen wohnen, gehören die mit einer gereizten Nasenschleimhaut verbundenen Geräusche zum Alltag. Diese Erfahrungen führen zu häufig vorkommenden Triggern, schließen aber nicht die Entwicklung seltenerer individueller Trigger aus. In einer Umfrage aus dem Jahr 2013 sagten zwei Drittel der befragten Misophoniker, dass Kau- oder Essgeräusche ihre schlimmsten Trigger seien. 10% nannten Atemgeräusche als ihren Haupttrigger. Bei den übrigen 25% sind es die unterschiedlichsten Auslöser, wie z.B. Bassgeräusche durch die Wand, ein bellender Hund, Husten, das Klicken eines Kugelschreibers, Pfeifen, das Reden der Eltern, das Zischen in Wörtern wie „Ross“ oder „Chips“ und Tastaturgeräusche. Ich kenne einen Mann in den 40ern, vor dessen Fenster Vögel ihr Nest bauten. Es handelte sich um Spottdrosseln, die 24 Stunden am Tag zwitschern, und das taten sie nun direkt vor seinem Schlafzimmerfenster. Dieser Vogelgesang entwickelte sich zu seinem Trigger.

Für manche Misophoniker ist ein Geräusch nur dann ein Trigger, wenn eine bestimmte Person sie macht. Einer meiner Patienten war ein 15-jähriger Junge, der misophonische Reaktionen hatte, wenn seine Mutter etwas Knuspriges aß. Ich stellte ihn mit dem Gesicht zur Wand und steckte mir Kartoffelchips in den Mund. Keine Reaktion. Seine Mutter tat das Gleiche und er reagierte sofort mit: „Igitt! Das ist es!" Dahingegen gibt es andere, die immer auf dieselbe Art von Geräusch reagieren, egal von wem es stammt.

Ich hatte eine Frau in Behandlung, deren Trigger ihr Ehemann war, wenn er „äh" sagte. Dieser einsilbige Laut löste in niemandem sonst eine Reaktion aus und es störte sie auch nicht, wenn andere ihn machten. Es war ihr ganz persönlicher Trigger. Eine andere Frau konnte es nicht aushalten, wenn ihr Mann knuspriges Brot aß. Für einige Kinder ist die Stimme eines Elternteils ihr Trigger, aber nicht Stimmen im Allgemeinen.

Die Auswirkungen der Trigger auf das Leben reichen von „fast nicht bemerkbar" bis zu „extrem einschränkend". Ich habe einmal einen Mann kennengelernt, der nur einen einzigen Trigger hatte, nämlich das Klimpern des Löffels beim Umrühren von Eistee. Er kann dieses Geräusch nicht verkraften, aber da niemand in seiner Familie Eistee trinkt, hört er den Trigger fast nie, und daher wirkt sich seine Misophonie auch kaum auf sein Leben aus. Eine junge Frau, die ich kenne, hat ebenfalls nur einen Trigger, doch dieser ruiniert ihr Leben. Ihr Trigger: das Geräusch von zwei oder mehreren Frauen, die sich unterhalten. Da sie eine fast ausschließlich weibliche Fachrichtung studiert, ist sie dauernd ihrem Trigger ausgesetzt - ihr Studium ist die Hölle.

Misophonie-Trigger entstehen meist in ganz normalen Alltagssituationen im familiären Umfeld. Der erste Trigger eines Misophonikers stammt immer von einer ganz bestimmten Person oder aus einem bestimmten Bereich seines Lebens.

Ob ein Geräusch zum Trigger wird, liegt nicht an dem Geräusch an sich, sondern an den Umständen unter denen es wahrgenommen wird.

Die Ausbreitung von Triggern

Zu Anfang wirkt nur dieses eine Geräusch, das vielleicht sogar nur von einer einzigen Person stammt, als Trigger. Nach und nach erweitert er sich aber auf ähnliche oder damit verbundene Laute, andere Umgebungen, schließlich alle Personen, die das bestimmte Geräusch machen und visuelle Eindrücke, die der Misophoniker mit dem Geräusch verbindet, denn:

Wenn Sie ihren Trigger hören und gleichzeitig einem anderen sich wiederholenden Geräusch oder Bild ausgesetzt sind, kann dieses zu einem neuer Trigger werden.

Stellen Sie sich beispielsweise vor, Ihr Trigger wären Kaugeräusche. Nun sitzen Sie also am Esstisch, hören jemanden kauen und bemerken gleichzeitig das Kratzen der Gabeln auf den Tellern. Dieses Kratzen kann Ihr nächster Trigger werden. Oder Sie reagieren zunächst nur auf das Kauen, hören aber gleichzeitig, wie jemand schnieft. Nun lösen plötzlich beide Geräusche eine misophonische Reaktion bei Ihnen aus. Ein anderes Szenario wäre, dass nur das Kaugeräusch einer bestimmten Person Ihr Trigger ist, doch dann bemerken Sie die Essgeräusche der anderen Personen am Tisch. Sie könnten zunächst auf alle Geräusche dieser Personen reagieren und schließlich von jeder beliebigen kauenden Person getriggert werden.

Wenn ein Geräusch gleichzeitig mit Ihrem Triggergeräusch auftritt oder auch nur in dem Moment, in dem Sie noch durch Ihren Trigger verärgert sind, kann dieses neutrale Geräusch zu einem neuen Trigger werden. Das Gleiche trifft auf visuelle Trigger zu. Obwohl Misophonie meist mit einem akustischen Auslöser beginnt, kann ein sich wiederholender visueller Eindruck, der gleichzeitig mit dem akustischen Trigger auftaucht, schnell zu einem visuellen Auslöser werden. Wenn Sie zum Beispiel auf das Geräusch einer platzenden Kaugummiblase reagieren, sehen Sie gleichzeitig die Kaubewegungen Ihrer Triggerperson. Diese Bewegung wird Ihr neuer unabhängiger Trigger. Selbst wenn Sie aufgrund von Ohrstöpseln gar nichts hören oder durch ein Fenster jemanden beim Kaugummikauen nur sehen, aber nicht hören können, kann die Kieferbewegung bereits eine Reaktion in Ihnen auslösen.

Fazit: Achten Sie auf sich! Erlauben Sie nicht, dass die Triggergeräusche die Kontrolle übernehmen. Fühlen Sie sich nicht verpflichtet, den Trigger auszuhalten, denn das könnte einen neuen Trigger auslösen! Nutzen Sie stattdessen die Tipps im Kapitel über die Bewältigungsstrategien.

Brents Geschichte

Brent, ein Mann mittleren Alters, hat einige visuelle Trigger. Um einen seiner visuellen Trigger aufzulösen, sollte er sich kurze Aufnahmen seines Triggers ansehen, während er gleichzeitig angenehme Musik hörte (Siehe das Kapitel über die Neural-Repatterning-Technique). Ein Ton machte ihn jeweils darauf aufmerksam, dass es Zeit war, das Triggervideo anzusehen. Er hörte also den Ton, griff zu seinem Handy und eine halbe Sekunde nach dem Ton sah er einen Videoclip mit seinem Trigger. Wir wiesen ihn darauf hin, dass sein Triggerstimulus kurz sein müsse, um eine nur schwache misophonische Reaktion auszulösen. Wenn der Trigger zu stark war, dauerte seine Muskelanspannung recht lange an. Brent wollte die Behandlung jedoch beschleunigen und verstärkte daher den Trigger. Dies führte dazu, dass schon der Ton vor dem Video seine Muskelanspannung auslöste und wir die Behandlung beenden mussten.

Seitdem haben wir die Behandlung dahingehend modifiziert, dass zehn unterschiedliche Töne den Patienten auf das Video hinweisen und statt einer halben vergehen jetzt 4 Sekunden zwischen dem Ton und dem Video.

Brents Fall bewies, dass mittels Pawlow'scher Konditionierung ein neuer Trigger entstehen kann, wenn man einen neutralen Ton mit einem Triggerstimulus (dem Videoclip) paart.

Übliche misophonische Trigger

Geräusche/Audio-Trigger:

- Essgeräusche: Kauen, Zähneknirschen, Schmatzen, Schlucken, mit vollen Mund reden
- Geräusche, die am Esstisch gemacht werden: das Kratzen der Gabel auf dem Teller oder an den Zähnen, das Klimpern eines Löffels gegen einen Schüsselrand, Klirren von Gläsern
- Trinkgeräusche: Schlürfen, nach einem Schluck „ah" sagen, Schlucken, nach einem Schluck durchatmen
- andere Mundgeräusche: an den Zähnen saugen, Küssen, Zahnseide benutzen, Zähne putzen

4. Emotionen!

Extreme emotionale Reaktionen sind das Kennzeichen von Misophonie, wie Judys nachstehender Kommentar auf misophoniatreatment.com erläutert.

Judys Geschichte

> *„Ich bin jetzt 54 Jahre alt und es kommt mir vor, als kämpfte ich schon mein ganzes Leben lang mit meinem Problem. Erst vor Kurzem fand ich heraus, dass es einen Namen hat. Einer meiner Arbeitskollegen treibt mich mit seinem ewigen Schniefen und Husten in den Wahnsinn, und das so sehr, dass sich meine Wut in Mordlust verwandelt. Ich weiß, es klingt schlimm, doch ich wünsche mir manchmal, dass er einfach tot umkippt. Andere Misophoniker können das sicherlich nachempfinden. Mein armer Mann versteht, wie ich mich fühle und tut sein Bestes, um Geräusche zu vermeiden, die ich nicht ausstehen kann. Ich weiß manchmal gar nicht, wie er es mit mir aushält. Ich habe diese Störung von meinem Vater geerbt und an eine meiner Töchter weitergegeben. Mein Sozialleben ist ein Alptraum.“*

Judy wünscht sich, ihr Arbeitskollege möge tot umkippen! Es ist schwer für jemanden, der nicht an Misophonie leidet, solche extremen Emotionen nachzuempfinden, denn Nicht-Betroffene können nicht verstehen, was ein Misophoniker durchmacht, wenn er wiederholten Triggergeräuschen ausgesetzt ist, ohne ihnen entkommen zu können.

Den folgenden Fragebogen verwende ich für meine neuen Misophonie-Patienten, um ihre emotionalen Reaktionen auf Trigger zu bewerten. Die Emotionen bzw. Reaktionen, die in der Liste beschrieben werden, sind nach ihrem Schweregrad sortiert und reichen von gering bis extrem.

Emotionale Reaktionen der Misophonie

0: nie, 1: ab und zu, 2: oft, 3: fast dauernd

1. Sie hören ein bekanntes Triggergeräusch und es gefällt Ihnen nicht.
2. Sie hören ein Triggergeräusch und fühlen sich genervt oder verärgert.
3. Sie möchten der Person, die das Triggergeräusch verursacht, Ihren Ärger vermitteln.
4. Sie möchten, dass diese Person mit dem Geräusch aufhört.
5. Sie möchten die Person dazu zwingen, mit dem Geräusch aufzuhören.
6. Sie wollen sich vergewissern, dass die betreffende Person tatsächlich das Geräusch macht, und fühlen sich gedrängt, sie anzustarren.
7. Sie möchten das Geräusch mit anderen Lauten verdrängen.

8. Sie möchten sich so weit wie möglich vom Geräusch entfernen.
9. Sie wünschen sich, Sie wären taub.
10. Sie haben Angst, mit Ihren Handlungen die Gefühle anderer zu verletzen.
11. Sie möchten sich unauffällig vom Geräusch zurückziehen.
12. Sie möchten sich so schnell wie möglich vom Geräusch entfernen, auch wenn es peinlich wird.
13. Sie möchten die Person, die das Geräusch macht, schubsen oder stoßen.
14. Sie möchten die Person, die das Geräusch macht, verbal angreifen.
15. Sie möchten die Person, die das Geräusch macht, körperlich angreifen.
16. Sie möchten die andere Person körperlich verletzen.
17. Sie möchten schreien.
18. Sie sind wütend.
19. Sie sind zornig.
20. Sie hassen die andere Person.
21. Sie fühlen sich angeekelt.
22. Sie nehmen es der anderen Person übel.
23. Sie fühlen sich dazu gedrängt wegzulaufen.
24. Sie wollen sich rächen.
25. Sie fühlen sich von der Person, die das Geräusch macht, beleidigt oder angegriffen.
26. Sie sind verzweifelt und hoffnungslos.

Die meisten Misophoniker können mindestens 75% dieser Gefühle oder Reaktionen nachempfinden. Meist bejahen Misophoniker alle diese Emotionen bis auf zwei oder drei.

5. Schuldgefühle

Misophoniker fühlen sich meist schuldig für ihre Gedanken und ihr Verhalten, nachdem sie auf einen Trigger reagiert haben. Normalerweise richten wir die starken Emotionen, wie im vorangegangenen Kapitel beschrieben, nur gegen unsere schlimmsten Feinde oder Leute, die uns extrem beleidigt haben. Bei Misophonikern aber richten sich diese emotionalen Ausbrüche eher auf die, die ihnen am nächsten stehen, d.h. Freunde und Familienmitglieder. Die Trigger lösen unkontrollierbare Emotionen aus. Die Kampf-oder-Flucht-Reaktion führt zu Schreien und verbalen Angriffen, oder bringt den Misophoniker sogar dazu, die andere Person zu schubsen oder zu stoßen. Wenn Blicke töten könnten, würde niemand in seinem Umfeld überleben.

Fast alle Misophoniker verspüren dabei starke Schuldgefühle, weil ihnen bewusst ist, dass ihre Reaktion auf den Trigger nicht angemessen ist. Wenn Eltern bei ihren Kindern der Auslöser für extrem negative Reaktionen sind, wird so die wichtigste Bezugsperson zu einer Triggerperson. Bei einem Patienten war es sein geliebter Stiefvater, den er wie einen Helden bewunderte. Doch wenn er im Auto Kaugummi kaute, löste das in ihm das ganze Spektrum misophonischer Reaktionen aus. Er wollte seinem Stiefvater, den er doch so liebte, weh tun, und das führte natürlich zu Schuldgefühlen.

Auch wenn ein Vater oder eine Mutter sich durch das eigene Kind getriggert fühlt, sind Schuldgefühle vorprogrammiert. Die Liebe, die Eltern für ihr Kind empfinden, ist mit der Wut unvereinbar, die sie dann bei harmlosen Geräuschen, wie zum Beispiel einem Schniefen, empfinden.

Normalerweise hängt Misophonie mit den Geräuschen einer Person zusammen, zu der der Misophoniker ein enges Verhältnis hat, und mit der er viel Zeit verbringt. Wir sprechen hier nicht von problematischen Beziehungen voller Konflikt, Missbrauch und Streitigkeit, sondern von liebevollen Verhältnissen mit Nahestehenden. Die starken misophonischen Emotionen sind völlig unabhängig von der emotionalen Bindung zwischen dem Misophoniker und der Triggerperson. Da wir uns natürlich schuldig fühlen, wenn wir uns unangemessen oder unnatürlich verhalten, kämpfen die Betroffenen ständig mit ihren Schuldgefühlen.

Schuldgefühle folgen normalerweise bewusstem Fehlverhalten. Ein Kind, das Süßes stiehlt, fühlt sich schuldig. Wenn die Kassiererin Ihnen aus Versehen 5 Euro zu viel herausgibt und Sie stecken das Geld einfach ein, sollte Ihre Unehrlichkeit Schuldgefühle wecken.

Als Misophoniker haben Sie vielleicht furchtbare Gefühle gegenüber einer geliebten Person, doch sie entscheiden sich nicht bewusst dafür. Ihre Misophonie zwingt ihnen diese Emotionen auf. Es sind also nicht ihre Gefühle, sondern nur ein emotionaler Reflex. Wie bereits erwähnt ist ein Reflex eine unfreiwillige Reaktion auf einen Stimulus, d.h. Ihre Emotionen sind einfach das Resultat eines Triggers.

Stellen Sie sich vor, Sie wären 1.50 m groß, wünschten sich aber, Sie wären größer. Sie können durchaus bedauern, dass sie nicht so groß sind, wie Sie es gern wären. Schuldgefühle dagegen sind nicht angebracht, da Sie Ihr Wachstum ja nicht kontrollieren können. Genauso ist es bei Misophonie. Ihre Gefühle sind nicht das Ergebnis einer bewussten Entscheidung. Sich Vorwürfe zu machen, führt zu nichts. Versuchen Sie stattdessen, Ihre Schuldgefühle durch Bedauern zu ersetzen. Je weniger Sie sich wohlfühlen, weil Sie sich mit Schuldgefühlen unter Druck setzen, desto schlimmer wird ihre Misophonie. Erinnern Sie sich daran, dass

Sie, wenn Sie getriggert werden, keinen Einfluss auf Ihre extremen Miso-Emotionen haben.

Fürs Erste: Es kann Ihnen zwar leid tun, was sie aufgrund ihrer Misophonie fühlen oder tun, aber hören Sie jetzt bitte auf, sich weiter deswegen fertigzumachen.

6. Statistik

Häufigkeit

Viele halten Misophonie für eine seltene Krankheit. Dabei ist sie das keineswegs.

Im Februar 2013 führte ich meine erste Misophonie-Umfrage durch, um herauszufinden, ob Misophoniker bestimmte Charaktereigenschaften gemeinsam haben. Um eine Kontrollgruppe zusammenzustellen, schickte ich die Umfrage zuerst an all meine LinkedIn-Kontakte. Zu meiner Überraschung wiesen 5% meiner Kontakte misophonische Reaktionen auf - und auch in meinem Bekanntenkreis meldeten sich plötzlich überall Misophoniker. Diese Störung schien also keineswegs ein seltenes Phänomen zu sein.

Über SurveyMonkey.com erhielt ich Umfrageresultate von zufällig ausgesuchten Personen, die absolut nichts mit Misophonie zu tun hatten und nur an Umfragen teilnahmen, um eine Wohlfahrtsorganisation ihrer Wahl zu unterstützen. Der Titel der Umfrage erwähnte weder Geräusche noch Geräuschempfindlichkeit. Von 310 Personen (50% Frauen, 50% Männer) wiesen 15.2% Reaktionen auf, die auf Misophonie hindeuteten. Frauen (18.6%) waren häufiger betroffen als Männer (11.6%).[6] Eine Krankheit wird als *selten* eingestuft, wenn höchstens eine von 1500 Personen (0,07%) an ihr leidet. Die Umfrage zeigte, dass

[6]Dozier, 2014

etwa 225 von 1500 Personen an Misophonie litten, daher kann sie absolut nicht als „seltene Krankheit“ eingestuft werden. Sie ist eine wenig bekannte, aber dennoch weit verbreitete Störung.

Das Ergebnis lag mit 15% weit höher als ich erwartet hatte, wurde aber durch andere Studien bestätigt. 2014 erschien eine offizielle, durch Fachleute geprüfte Studie, die in der Psychologieabteilung des „South Florida’s College of Medicine“ durchgeführt wurde. An Universitäten ist es üblich, Psychologiestudenten an Umfragen oder anderen Formen von Nachforschung teilnehmen zu lassen. Fast 500 Studenten (84% weiblich, 16% männlich) nahmen an der Studie teil. Die Studie war umfassend genug, um feststellen zu können, wie Misophonie sich auf das Leben der Betroffenen auswirkt. Das Ergebnis war, dass 20% der Teilnehmer eine klinisch bedeutsame Misophonie aufwiesen.[7] „Klinisch bedeutsam“ heißt, dass ihre Trigger ihr Leben stark beeinflussten.

20% schien im Vergleich zu meinen früheren Beobachtungen zuerst ein überraschend hohes Ergebnis zu sein. Es war allerdings zu bedenken, dass 84% der Teilnehmer ja weiblich waren, und so passte das Ergebnis dieser Studie zu dem meiner vorherigen Umfrage, die gezeigt hatte, dass 18.6% aller Frauen misophonische Trigger hatten.

Auf der Website der Firma 23andMe.com, die private DNA-Untersuchungen macht, wurde vor Kurzem in einem Blog eine interne Studie erwähnt, die mit 80.000 Kunden durchgeführt wurde. Die zu beantwortende Frage lautete: „Machen die Kaugeräusche anderer Sie wütend?“ (Ja/nein/ich bin mir nicht sicher.) Ungefähr 20%, meistens Frauen, antworteten mit „ja“.[8] Leider wurden nur die Anzahl der „ja“ oder „nein“ Antworten veröffentlicht. Ich weiß nicht, wie viele Teilnehmer mit „ich bin mir nicht sicher“ antworteten und ob diese Misophoniker sind oder nicht, also gibt

[7]Wu, Lewin, Murphy, & Storch, 2014

[8]Von http://blog.23andme.com/23andme-research/something-to-chew-on/ am 07.06.2015

diese Auswertung nicht die genaue Prävalenz von Misophonie wieder. Zumindest bestätigt diese Umfrage aber die Ergebnisse der beiden oben genannten Studien.

Wie wir diesen Umfragen entnehmen können, ist Misophonie recht weit verbreitet und betrifft mindestens 15% aller Erwachsenen, wobei die meisten davon Frauen sind. Unglaublich viele Personen leiden still vor sich hin und werden als mürrisch, launenhaft oder reizbar abgestempelt. Gemäß diesen Zahlen, die derzeit durch Untersuchungen nach und nach bestätigt werden, leiden vermutlich allein in den USA über 40 Millionen Menschen an Misophonie.

Wenn Sie willkürlich einen Arzt oder Therapeuten aufsuchen und dann eine Person aus einer Menschenmenge herausgreifen, ist es wahrscheinlicher, dass die zufällig ausgesuchte Person an Misophonie leidet, als dass der Arzt oder Therapeut diese Störung kennt.

Alter bei Beginn der Störung

Misophonie äußert sich nicht bei jedem auf dieselbe Weise. Zwar kommen bestimmte Trigger (Essgeräusche) und emotionale Reaktionen (Wut, Hass und Ekel) häufig vor und oftmals nimmt die Misophonie ihren Anfang im Kindesalter (6-12 Jahre) und verschlimmert sich während der Pubertät. Aber die Misophonie hat viele Gesichter.

Im März 2013 führte ich eine Umfrage mit fast 200 Misophonikern durch, von denen 75% der Teilnehmer Frauen waren. Bei 25% der Betroffenen hatte sich die Misophonie erstmals im Alter zwischen 9 und 10 Jahren gezeigt, bei 21% zwischen 7 und 8 Jahren und bei 20% mit 11 bis 12 Jahren. Diese Altersgruppen scheinen also typisch für den Beginn der Misophonie zu sein. Es gab aber auch Teilnehmer, die erst 4 oder schon 55 Jahre alt waren, als sich die Störung zu manifestieren begann. Bei einigen verschlimmerte sich ihre Misophonie bereits mit 4 Jahren, bei anderen erst mit 64. In der folgenden Grafik stellen die dunklen Balken das Alter dar, in dem die Misophonie zuerst auftrat, die helleren das Alter, in dem sie sich verschlimmerte.

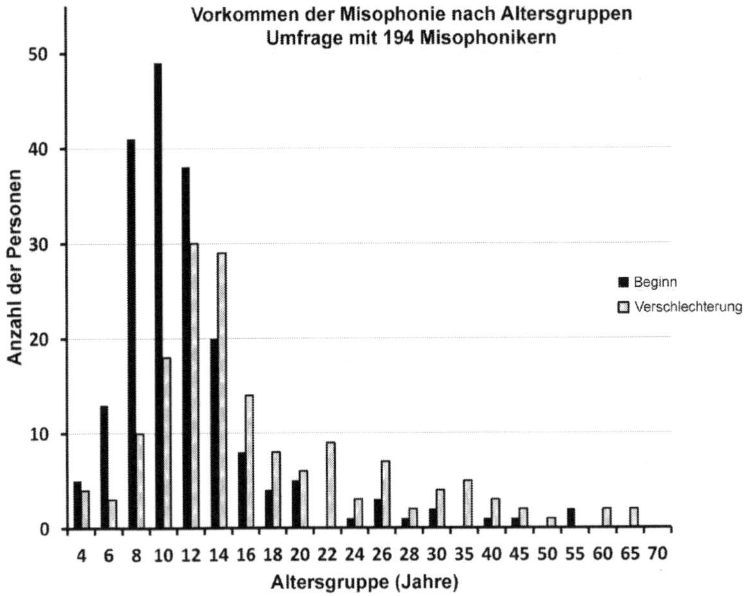

Verlauf und Prognose

Was ist also die Prognose für einen Misophoniker?

Sehen wir uns zunächst das Gesamtbild dieser Störung an. Misophonie verschwindet nicht mit der Zeit, sondern bleibt entweder gleich oder verschlimmert sich.[9] Sie kann auch nach mehreren stabilen Jahren plötzlich eskalieren, pendelt sich danach ein, und nach einigen Jahren eskaliert sie wieder. Der Aufruhr, den diese Störung im Teenageralter verursacht, scheint sich manchmal im Erwachsenenalter etwas zu legen, denn man lernt, dass die Trigger einfach ein Teil des Lebens sind. Viele finden sich damit ab, dass sie mit den unangenehmen Reaktionen auf bestimmte Geräusche leben müssen, viele leiden still vor sich hin. Ein Kind, das unter Misophonie leidet, schreit vielleicht seine Mutter an, merkt aber schnell, dass das nichts bringt. Es schreit seine Freunde an, und wird zum Außenseiter. Schließlich kommt die Einsicht, dass Wutanfälle alles nur schlimmer machen, und es wird versuchen, sich mit seiner Störung irgendwie abzufinden - oftmals alleine. Eine Frau erzählte mir, dass sie sich allein im Zimmer ausweine, wenn die Trigger sie überwältigen. Viele Betroffene ändern ihre Lebensweise, um trotz der Störung irgendwie zurechtzukommen.

Die meisten Misophoniker würden nie ins Kino gehen, wegen der Leute, die dort Popcorn essen. Viele wechseln sogar ihren Arbeitsplatz. Ich weiß von einem Studenten, der die Uni verließ, weil er die Nebengeräusche im Hörsaal nicht aushalten konnte. Er wurde Mechaniker, denn der Maschinenlärm löste absolut keine Reaktionen bei ihm aus.

Misophonie wirkt sich leider sehr schlecht auf Beziehungen aus. Nur ein sehr mitfühlender und geduldiger Partner kommt mit einer Person klar, die ständig negativ auf seine Geräusche reagiert.

Eine fatale Sache bei Misophonie ist, dass die Trigger sich oftmals je stärker entwickeln, desto mehr Zeit man mit einer bestimmten Person verbringt. Ein Partner löst anfangs vielleicht kei-

[9] Wu, Lewin, Murphy, & Storch, 2014

ne misophonische Reaktion aus, aber mit der Zeit erscheinen dann die ersten Trigger. Das Gleiche gilt für Kinder. Mit der Zeit verwandeln sich die niedlichen Ess- und Atemgeräusche eines Babys in das Schmatzen und Schiefen eines Grundschülers und werden zu Triggern. In einem späteren Kapitel wird es darum gehen, wie man verhindern kann, dass sich neue Trigger entwickeln.

7. Was genau im Körper passiert

Ein Trigger wird wahrgenommen und BOOM! Eine Explosion!

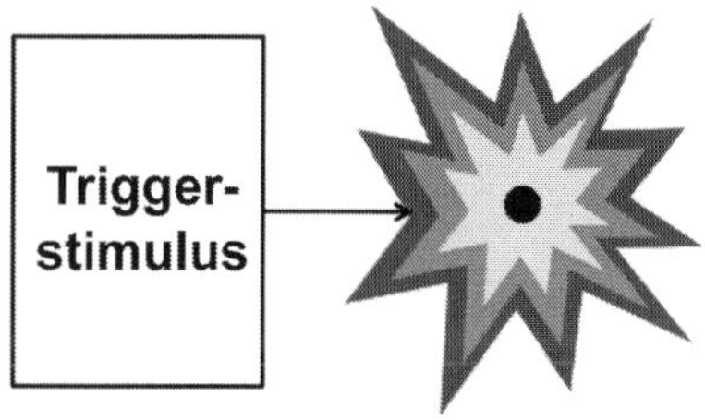

Extreme Emotionen wie Wut, Ekel oder Verbitterung überwältigen den Misophoniker, evtl. fühlt er sich auch beleidigt und / oder angegriffen. Hilflosigkeit oder Trostlosigkeit kann ebenfalls zu diesen starken Gefühlen gehören. Zu den Emotionen kommen physiologische Reaktionen hinzu: Muskelanspannung, beschleunigter Herzschlag, Schwitzen oder extreme Stressgefühle. Selbst wenn der Trigger aufhört, bleibt der emotionale Aufruhr und oft spielt sich das Triggergeräusch auch noch danach wiederholt im Kopf ab. Während ein Trigger den Misophoniker in einem einzigen Augenblick von 0 auf 100 bringen kann, dauert es unter Umständen Stunden, bis er sich wieder beruhigt. Warum ist es nicht möglich, diese Reaktionen zu unterbinden?

Die unfreiwillige emotionale Reaktion

Die misophonische Reaktion ist unfreiwillig und kann von der betroffenen Person nicht bewusst kontrolliert werden. Um das besser zu verstehen, schauen wir uns drei wichtige Gehirnregionen genauer an.

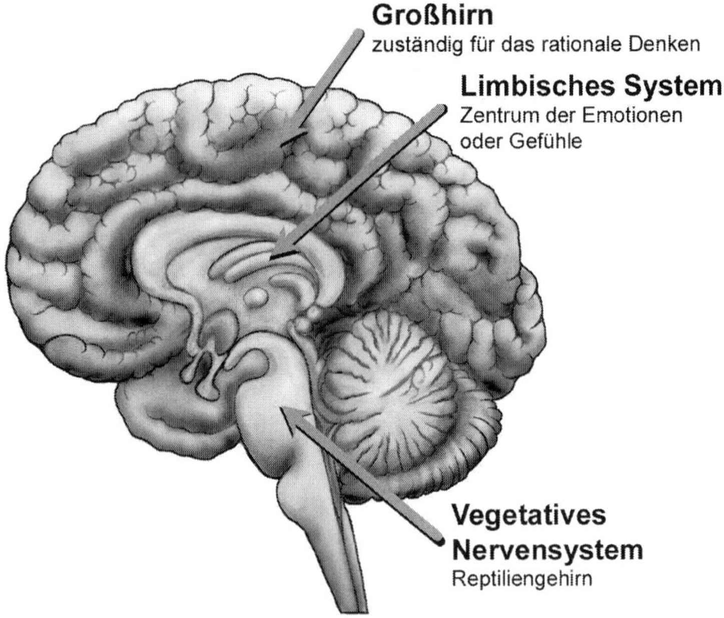

Das Großhirn ist der Sitz rationaler Gedanken wie: „Alles klar. Ich werde die Ruhe bewahren." Ob uns z.B. etwas oder jemand verärgert oder nicht, hängt davon ab, wie unser Großhirn die jeweilige Situation einschätzt. Wenn jemand zu uns sagt: „Ich hasse Dich!“, trifft uns das hart, wenn wir wirklichen Abscheu bei einer Person vermuten, die uns zudem noch sehr wichtig ist. Erkennen wir aber, dass der Satz nur ironisch gemeint war, können wir sogar erheitert sein.

Im Hirnstamm, auch Reptiliengehirn genannt, befindet sich das sogenannte vegetative Nervensystem. Dieser Teil des Gehirns kontrolliert unsere Reflexe und spielt bei der Misophonie eine zentrale Rolle.

Das limbische System ist für unsere Emotionen zuständig.

Weil für die Misophonie nur die unbewussten Teile des Gehirns verantwortlich sind (das Reptiliengehirn löst den emotionalen Reflex des limbischen Systems aus), können Misophoniker ihre Reaktion auf den Trigger genauso wenig kontrollieren wie z.B. einen Schweißausbruch. Auch die äußeren Umstände sind unwichtig - der Triggerstimulus löst die Emotionen jedes Mal aus, wenn unser Reptiliengehirn ihn wahrnimmt.

Der körperliche Reflex

Es scheint so, als ob die extremen Emotionen eine direkte Reaktion auf einen Trigger sind. Die folgende Abbildung illustriert diese Auffassung von Misophonie:

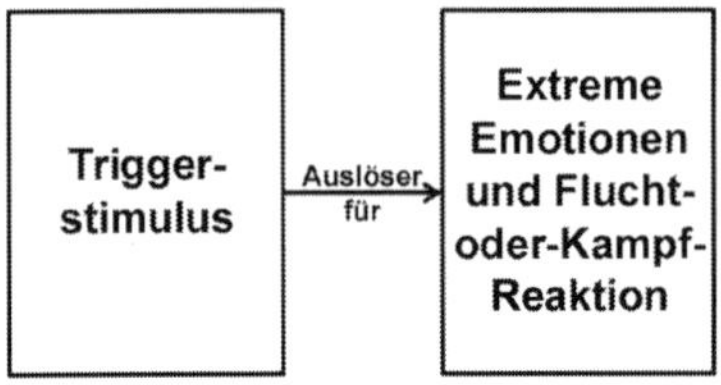

Diese Zeichnung ist aber unvollständig, es fehlt ein entscheidender Zwischenschritt! Der Trigger löst nicht die Emotionen aus, sondern einen körperlichen Reflex. Erst dieser Reflex ruft dann die extremen Emotionen hervor. Die tatsächliche Ereigniskette sieht also so aus:

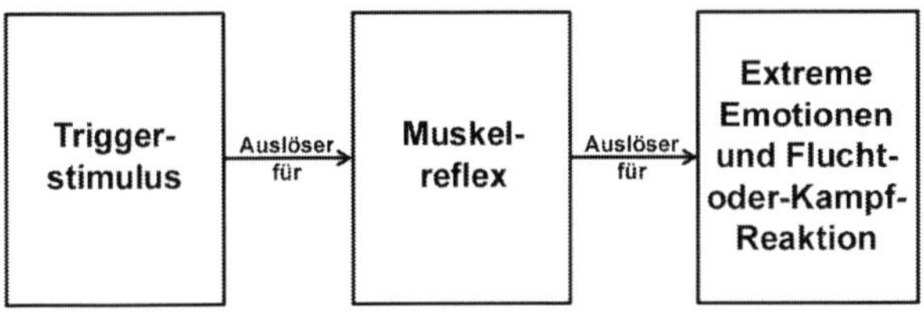

Diesen unfreiwilligen Muskelreflex bestätigen über 95% meiner Patienten. Ein Geräusch löst eine bestimmte körperliche Reaktion aus, beispielsweise die Muskelanspannung des Nackens, der Schultern, des Brustkorbs, der Arme, des Gesichts, der offenen oder geballten Hand, der Füße, Beine, Zehen oder des Pos. Manchmal sind die Reflexe auch intern, so wie in der Speiseröhre oder im Magen. Der Misophoniker spürt eventuell Übelkeit, sexuelle Erregung oder Harndrang. Es gibt eine Vielzahl von Reflexen und bei einigen sind sogar mehrere Muskeln beteiligt. Ein Patient beschrieb, dass er sich jedes Mal so fühle, als ob er einen Ball fangen würde, der gegen seinen Brustkorb prallt - beide Hände schossen nach oben, seine Ellbogen pressten sich an den Körper.

Die Individualität der körperlichen Reflexe bestätigt, dass Misophonie keine plötzlich auftauchende genetische Störung ist, sondern dass sie sich aus der Neurologie und den Erfahrungen der jeweiligen Person heraus entwickelt.

Einige körperliche Reflexe sind fast nicht wahrnehmbar, z.B. eine ruckartige Bewegung des Kopfes oder ein Augenzucken. Andere hingegen sind sehr stark. Eine Person sagte, ihr Reflex fühle sich an, als ob sie jemand mit einem Spaten quer durch die Brust aufspieße, eine andere sagte, es sei ein Gefühl als ob jemand ihr eine Nervenfaser aus der Wirbelsäule zöge. Obwohl es bei 30 - 40 Millionen Misophonikern natürlich Gemeinsamkeiten gibt, findet man wahrscheinlich keine zwei genau übereinstimmenden Beschreibungen.

Es gibt zwei Wege, wie die emotionalen Reaktionen durch den körperlichen Reflex ausgelöst werden.

Bei dem ersten verhält es sich so, dass das Gehirn den Reflex als Angriff interpretiert, auch wenn dieser vom eigenen vegetativen Nervensystem stammt. Die unterschiedlichen Emotionen, mit denen der Misophoniker reagiert, sind demnach die Antwort auf einen (fehlinterpretierten) Angriff auf die eigene Person.

Wie läuft dieser Prozess genau ab? Wir wissen, dass unser Gehirn unsere Muskeln steuert, indem es ihnen mittels sehr kleiner elektrischer Impulse Befehle schickt. Bekommen wir einen elektrischen Schlag, spannen sich alle Muskeln gleichzeitig an und das ist unangenehm oder gar schmerzhaft. Wenn das Reptiliengehirn einen Trigger wahrnimmt, schickt es einen elektrischen Impuls an einen Muskel. Dieser Impuls wird dann als Angriff auf den Körper interpretiert und löst daher starke Emotionen aus.

Studienergebnisse zeigen, dass aversive (unangenehme) Stimuli Kampf-oder-Flucht-Emotionen im Menschen auslösen.[10] Der Drang zu kämpfen muss sich dabei nicht in äußerlich sichtbarem Verhalten zeigen. Genau so ist es auch bei der Misophonie! Des Weiteren scheinen auch aversive Gerüche oder Geschmäcker das limbische System zu aktivieren.[11] Das alles legt nahe, dass der körperliche misophonische Reflex zunächst eine Kampf-oder-Flucht-Reaktion auslöst, die dann zu Hass, Wut und / oder Ekel führt.

Nehmen wir die Patientin, die sich fühlte, als ob sie mit einem Spaten durch die Brust aufgespießt werde, sobald sie ihren Trigger hörte. Zwar konnte sie nicht genau sagen, welcher Muskel es war, der sich dann anspannte, doch sie fühlte es deutlich. Ihr Reflex war ein Schnappen nach Luft! Um das nachzuempfinden, versuchen Sie einmal, bei geschlossenem Mund und zugehaltener Nase Luft zu holen. Spüren sie den Schmerz im Brustkorb?

Bei der Patientin, die bei der Behandlung auf einen sehr leisen Trigger schon mit einem Achselzucken von drei Zentimetern reagierte, kann man sich vorstellen, wie stark ausgeprägt ihr Reflex in einer Alltagssituation sein musste.

Der zweite Weg, wie die misophonischen Reaktionen ausgelöst werden, entsteht durch Konditionierung. Durch das ständige Erleben von Trigger und körperlichem Reflex in unangenehmen Situationen, die unangenehme Gefühlen hervorrufen, lernt das Gehirn, dass Trigger, Reflex und unangenehme Gefühle zusammengehören. Wenn dieses Muster erst einmal konditioniert ist, löst es die Gefühle schließlich auch ohne unangenehme Situation aus, als Antwort auf den Reflex.

Die Rolle, die assoziatives Lernen bei Misophonie spielt, wird von einer FMRT-Studie (funktionelle Magnetresonanztomogra-

[10]Berkowitz, Cochran, & Embree, 1981; Berkowitz, 1983
[11]Zald & Pardo, 1997; Zald, Lee, Fluegel, & Pardo, 1998

phie) mit Misophonikern belegt, die von Dr. Sukhbinder Kumar durchgeführt und 2015 in der Konferenz der Misophonie-Vereinigung[12] präsentiert wurde. Die Daten, die er vorlegte, zeigten den Zusammenhang zwischen assoziativem Lernen und den extremen misophonischen Emotionen. Die funktionelle Magnetresonanztomographie hat allerdings eine lange Reaktionszeit: Es dauert etwa zwei Sekunden, um die Änderungen des Blutflusses im Gehirn zu messen, durch welche die Bereiche erhöhter Aktivität angezeigt werden. Diese Methode kann also nicht dazu verwendet werden, das Timing zwischen dem Triggerstimulus, dem körperlichen Reflex und den extremen misophonischen Emotionen zu messen.

Der Vollständigkeit halber möchte ich hinzufügen, dass die emotionale Reaktion in Ausnahmefällen auch direkt durch den Stimulus erfolgen kann, zusätzlich zum oben beschriebenen Weg. In der Behandlung sieht das so aus: In den meisten Fällen löst ein sehr schwacher Trigger nur den körperlichen Reflex aus, einige Patienten haben aber gleichzeitig auch noch eine emotionale Reaktion. Diese direkte emotionale Reaktion halte ich aber für zweitrangig und nicht relevant.

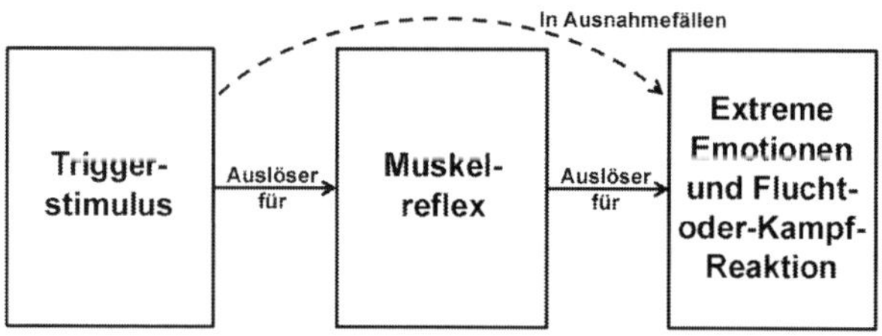

[12]Kumar, 2015

kaum spürbare körperliche Reflex und sofort danach die überwältigenden Emotionen, oder die Flucht-oder-Kampf-Reaktion. Die körperliche Reaktion ist viel schwächer als die emotionale und deshalb sehr schwer wahrzunehmen.

Wenn Sie ihren körperlichen Reflex genau bestimmen wollen, brauchen sie dazu einen schwachen Trigger - kurz und leise, also eine halbe Sekunde oder weniger, und fast unhörbar, am besten als Aufnahme. Wenn Sie einen visuellen Trigger haben, benutzen Sie eine Videoaufnahme. Der Trigger soll so leise oder weit entfernt sein, dass er zwar den Reflex, aber keine negative misophonische Reaktion auslöst. Erhöhen Sie langsam das Volumen, bis Sie eine Reaktion bemerken. Sie können Ihren Reflex vielleicht zuerst nicht genau beschreiben, aber zumindest werden Sie ihn lokalisieren können. Eine Patientin beschrieb ihren Reflex als ein Klopfen in ihrem Herzen. Sie hatte keinen erhöhten Herzschlag - nur ein einziges Klopfen.

Eine andere Person sagte: „Es fühlt sich an, als ob etwas in meinem Brustkorb anwächst. Ich kann es nur so beschreiben.“ Eine meiner Patientinnen glaubte, keinen körperlichen Reflex zu haben und fand selbst dann keinen, als sie einen Test mit einem Elektromyogramm durchführte, um ihre Muskelanspannungen zu messen. Erst als sie die Misophonia-Trigger-Tamer-App einsetzte, spürte sie, dass die Muskeln hinter ihren Ohren zuckten, wenn sie einen Trigger hörte. Das Elektromyogramm bestätigte: Ihr Reflex war ein kaum bemerkbares Zucken hinter ihren Ohren.

Bei einer weiteren Patientin bemerkte ein Arzt, mit dem ich zusammenarbeite, ein leichtes Muskelzucken neben ihrem Auge, wenn er sie ihrem Trigger aussetzte.

Manche Misophoniker können zwar den Reflex spüren, aber den beteiligten Muskel nicht genau bestimmen. Wenn Sie ein Schaudern oder eine körperliche Irritation als Folge eines Triggers spüren, dann haben Sie einen körperlichen Reflex, auch wenn Sie die miteinbezogenen Muskeln nicht genau identifizieren können.

Gesamtbild der misophonischen Komponenten

Wir können unsere Abbildung der misophonischen Reaktion noch etwas verfeinern. Die extreme emotionale Reaktion und die begleitende physiologische Reaktion (Stressreaktion) werden nun getrennt aufgeführt. Ihre Emotionen bestehen aus zwei Teilen. Der eine Teil ist das, was in Ihrem Kopf vor sich geht: das Gefühl, das Sie wahrnehmen, und die damit einhergehenden Gedanken. Der andere Teil sind die automatischen Reaktionen Ihres Körpers auf Ihre Gefühle. Wenn Sie Wut spüren, spannen sich Ihre Muskeln an und Ihr Herzschlag erhöht sich. Wenn Sie glücklich sind, entspannen sich Ihre Muskeln, und positive Empfindungen breiten sich in Ihrem Körper aus. Der Begriff „Bewältigungsstrategie“ beschreibt, was Sie tun, wenn Sie einen Trigger wahrnehmen, wie zum Beispiel sich die Ohren zuhalten, das Geräusch nachäffen, ihre Triggerperson auffordern, mit dem Geräusch aufzuhören oder sich zurückziehen. Wir werden später darauf eingehen, wie Sie ihr Verhalten verändern können. Vorläufig wollen wir einfach die unterschiedlichen Komponenten einer misophonischen Reaktion identifizieren.

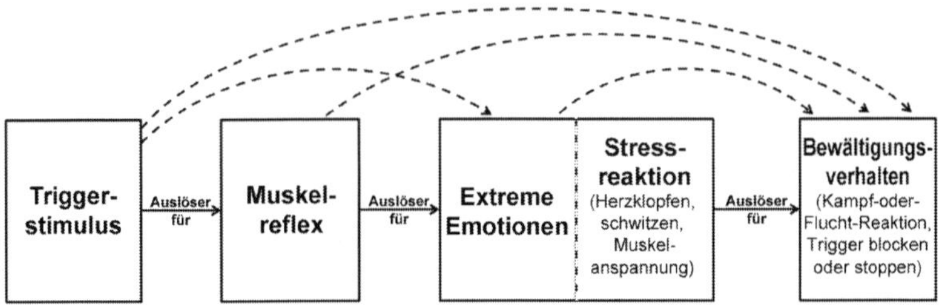

Zusammenfassung

Was geschieht, wenn Sie einem Trigger ausgesetzt sind? Es ist nicht so einfach, wie es scheint, denn Misophonie ist ein zweiteiliger Prozess.

1. Sie sehen oder hören einen Trigger, dieser löst einen körperlichen Reflex in Ihnen aus. Dieser Reflex ist aversiv, unangenehm und ungewollt.

2. Der körperliche Reflex löst Ihre extremen Emotionen aus, so wie allgemeine physiologische Reaktionen, die von Ihrer emotionalen Erregung stammen. Diese Reaktionen schließen Druck im Brustkorb, Kopf oder gar im ganzen Körper ein, sowie Muskelanspannung, feuchte Hände, Atemnot, hohen Blutdruck und schnellen Puls. Wegen dieser starken Reaktionen wird der Reflex selbst normalerweise nicht wahrgenommen.

Wie die körperlichen Reflexe meiner Patienten auf Behandlung und unterschiedliche Triggerstärken ansprechen, deckt sich mit

Forschungsergebnissen zu Reflexen im allgemeinen. Der misophonische Reflex ist also ein angeeigneter, aversiver, körperlicher Reflex, bzw. ein konditionierter oder Pawlow'scher Reflex.[14] Auf ihn gehen wir wir im folgenden Kapitel näher ein.

[14]Lattal, 2012; Pawlow, 2003

8. Misophonie - ein aversiver konditionierter Reflex

Der Pawlow'sche Reflex

Unser Hirnstamm, bzw. das Reptiliengehirn, kontrolliert unsere Reflexe. Wenn es einen Stimulus wahrnimmt, löst es eine sofortige physiologische Reaktion aus. Der Stimulus kann intern sein: ein erhöhter Kohlendioxidspiegel im Blut veranlasst uns, schneller zu atmen. Der Stimulus kann auch extern sein: wir schrecken aufgrund eines lauten Geräusches zusammen.

Sie können Ihre Reflexe nicht kontrollieren. So bestimmen Sie beispielsweise nicht, ob Sie schwitzen wollen oder nicht. Wenn Sie hellem Licht ausgesetzt sind, ziehen sich Ihre Pupillen ganz automatisch zusammen. Ihr Verdauungssystem, Ihr Herzschlag und Ihr Schreckreflex werden ebenfalls ohne Ihre bewusste Entscheidung vom Reptiliengehirn kontrolliert.

Einige Ihrer Reflexe sind angeboren, während andere im Laufe des Lebens entstehen. Diese Entwicklung heißt klassische oder Pawlow'sche Konditionierung und beginnt sofort nach Ihrer Geburt.[15] 1901 führte Pawlow eine Studie mit Hunden durch, um deren Verdauung und Speichelfluss zu erforschen. Eines der Experi-

[15]Goubet, Strasbauch, & Chesney, 2007; Rattaz, Goubet, & Bullinger, 2005

mente diente dazu, die produzierte Speichelmenge der Hunde abhängig von der jeweiligen Fleischmenge, die sie fraßen, zu messen. Dabei entdeckte er, dass die Hunde schon Speichel produzierten, bevor sie das Fleisch fraßen. Das brachte ihn auf die Idee, herauszufinden, ob er den Speichelfluss der Hunde auch mit einem Glöckchen auslösen könne.[16]

Bevor er den Hunden das Fleisch gab, das ihren Speichelfluss auslöste, klingelte er mit dem Glöckchen. Er wiederholte den Ablauf: Klingeln-Fleischgabe-Speichelfluss, Klingeln-Fleischgabe-Speichelfluss. Dann ließ er das Fleisch weg und die Hunde produzierten dennoch Speichel. Das Gehirn hatte das Klingeln mit dem Speichelfluss verbunden, denn es wusste, dass das Fleisch folgen würde. Nachdem sich der Ablauf mehrmals wiederholt hatte, lernte das Reptiliengehirn, dass der Ton signalisierte, dass Speichel benötigt wurde. So verknüpfte das Reptiliengehirn den Stimulus (das Klingeln) mit der Reaktion (Speichelproduktion). Über Jahre hinweg glaubten Forscher, dass sich der Reflex entwickelt habe, weil das Klingeln mit der Fleischgabe verbunden werde, aber neueste Studien zeigen, dass es wie beschrieben mit dem Speichelfluss gekoppelt ist.[17]

Wichtig zum Verständnis der Misophonie ist, dass wir den konditionierten Reflex als eine Verbindung zwischen dem Stimulus und der körperlichen Reaktion betrachten. Als ich damit begann, Misophonie und die Entwicklung des misophonischen Reflexes zu untersuchen, stellte ich fest, dass es keinen unkonditionierten Stimulus gibt - so wie Fleisch, das das Speicheln der Hunde auslöst. Es gibt jedoch eine Verknüpfung des Triggerstimulus mit dem ersten misophonischen körperlichen Reflex und dieser ist dem Betroffenen normalerweise völlig unbewusst.

[16]Pawlow, 2003
[17]Donahoe & Vegas, 2004

Ein konditionierter Reflex entwickelt sich, wenn zwischen den beiden Stimuli nicht mehr als zwei Sekunden, am besten nur eine halbe, liegen.[18] Wenn ich z.B. mit einer kleinen Glocke als Stimulus klingele und Sie eine halbe Sekunde danach in die Seite stupse (2. Stimulus), und diesen Vorgang einige Male wiederhole, würden Sie schließlich dem Klingeln zusammenschrecken, auch wenn ich Sie nicht stupse.

Konditionierte Reflexe verlieren sich wieder, wenn die Reaktion nicht mehr provoziert oder erzwungen wird. Bei den Pawlow ′schen Hunden verliert sich der Reflex des Speichelns nach dem Klingeln, wenn über einen längeren Zeitraum kein Fleisch nachgeliefert wird.

Bei Misophonie hören die Reflexe jedoch nicht auf. Offensichtlich verstärkt sich der misophonisch-konditionierte Reflex, wenn ein Trigger wahrgenommen wird. Wenn Sie einen Trigger hören, z.B. Kaugeräusche, wird der Reflex ausgelöst. Danach erfolgt der emotionale Schub, durch den sich die Muskelanspannung noch weiter erhöht. Ihr Reptiliengehirn verbindet jetzt das Geräusch mit einer starken Muskelanspannung und glaubt, beim nächsten Trigger den Muskel noch stärker anspannen zu müssen. Dieser starke emotionale Schub nach dem Trigger scheint dafür verantwortlich zu sein, dass der Reflex sich bei jedem Trigger verfestigt, anstatt nachzulassen.

[18]Furedy & Riley, 1987

dem körperlichen Reflex als mit der emotionalen Reaktion verbunden wird.

Carlas Geschichte

Wenn die 10-jährige Carla ihren primären Trigger - die Kaugeräusche ihres Bruders - hörte, wurde sie sofort wütend, konnte aber keine körperliche Reaktion wahrnehmen. Carla und ihr Bruder stritten sich oft am Esstisch und ihre Mutter berichtete, dass Carla dann mit ausgestreckten Armen aufstand (ihre Arm- und Beinmuskeln waren also angespannt) und von ihrem Bruder verlangte, dass er sie nicht so anstarren solle. In dieser Situation hörte sie ihren Bruder schmatzen. In der Klinik löste eine leise Aufnahme ihres Triggers ein sichtbares Zucken in ihren Armen und Schultern aus. Sie spürte zwar die Muskelanspannung, aber keine oder nur sehr geringe Anflüge von Wut und Ekel. Anscheinend löste der Trigger die gleiche Muskelanspannung aus wie das Streiten mit ihrem Bruder. Dies belegt die Hypothese, dass sich Misophonie als ein Pawlow'scher konditionierter Reflex entwickelt und dass die erste Reaktion auf einen Triggerstimulus ein körperlicher Reflex ist.

Connors Geschichte

Als Connor, 24, seine Behandlung begann, waren Kauen, Niesen, Atmen durch den Mund und Schmatzen seine starken Audio-Trigger. Es gab auch einen visuellen Trigger, wenn nämlich jemand seine Brille anfasste. Seine Misophonie hatte sich zwei Jahren zuvor während seines Einsatzes als Marinesoldat in Afghanistan entwickelt. Nach seiner Heimkehr wurde bei ihm außerdem eine posttraumatische Belastungsstörung (PTBS) diagnostiziert. In Afghanistan war es Teil seines Alltags, mit seinem Team auf Patrouille zu gehen, und nach der Rückkehr zur Basis auf engstem Raum mit den anderen zu essen.

Tests ergaben, dass er seine Faust ballte und seinen Kopf nach rechts drehte, egal von wo das Triggergeräusch kam. Sein Reflex ähnelte einer Reaktion auf eine Gefahr, die sich von rechts nähert. Die misophonischen Trigger lösten jedoch keine PTBS-Reaktionen aus.

Bills Geschichte

Bill (siehe Kapitel 3) war als 30-jähriger bei guter Gesundheit und hatte sein Leben lang keine psychischen Probleme. Bis Spottdrosseln ihr Nest vor seinem Schlafzimmerfenster bauten. Das Zwitschern der Vögel bei Tag und Nacht raubte ihm den Schlaf und er entwickelte eine misophonische Reaktion auf die fünf verschiedenen Rufe der Spottdrossel. Inzwischen sind als neue Trigger andere Vogelrufe hinzugekommen, wobei seine Reaktion auf diese weniger stark ist. Wenn Bill seinen Trigger hört, bekommt er eine Gänsehaut auf seinen Unterarmen und seine Kopfhaut fängt an zu kribbeln.

Pauls Geschichte

Paul ist ein völlig gesunder Berufstätiger mittleren Alters. Er nahm eine neue Arbeit an, bei der er oft Anrufe von Menschen entgegennehmen musste, die seine Hilfe brauchten. Er entwickelte schließlich eine Muskelanspannung in der Brust, wenn er den Standardklingelton seines Handys hörte. Es ist anzunehmen, dass die Muskelanspannung die physische Reaktion auf seine Emotionen war, die vom Stress durch die ständigen Anrufe ausgelöst wurden. Er änderte seinen Klingelton, doch nach einiger Zeit spürte er auch bei dem neuen Ton die gleiche Muskelanspannung in der Brust. Er änderte den Klingelton mehrere Male, doch das half nicht. Schließlich schaltete er sein Handy auf Vibration, aber es dauerte nicht lange, bis er auch darauf reagierte. Als sogar das Klingeln eines Telefons im Fernsehen als Auslöser wirkte, wurde ihm klar, dass das Klingelgeräusch sein Trigger war. Paul erklärte: "Ich höre das Klingeln, meine Brustmuskeln zucken und es gefällt mir nicht!" Ihm missfiel zwar sein körperlicher Reflex, aber er spürte keine der Emotionen, die normalerweise mit den problematischen Anrufen einhergingen. Er beeinträchtigte keineswegs seine Arbeitsleistung, war aber ein aversiver Reflex auf ein übliches Geräusch. Jeglicher aversive Muskelanspannungsreflex auf einen Auslöser kann als misophonischer Reflex bezeichnet werden.

Die Geschichten dieser Personen unterstützen die Annahme, dass Misophonie ein aversiver konditionierter Pawlow'scher Reflex ist, der sich entwickelt, wenn eine Person in einer Krisensituation einem sich wiederholenden Geräusch ausgesetzt ist. In den meisten Fällen kann das Geräusch die Ursache des Unbehagens sein oder zumindest dazu beitragen. Im Falle Carlas war das Geräusch an sich vielleicht nicht die Ursache, stammte aber von der Person, die sie irritierte.

Nehmen wir meine offene Hand als Indikator. Mich irritiert etwas und meine Faust fängt an, sich zu ballen (25%). Wenn ich ein Kaugeräusch höre, ballt sie sich zu 50%. Beim zweiten Kaugeräusch sind wir schon bei 75% und beim dritten Mal ballt sie sich dann komplett. Dieses extreme Faustballen ist nun an das Geräusch gekoppelt. Wenn mein Reptiliengehirn es das nächste Mal wahrnimmt, wird es meine Faust womöglich nicht gleich zu 100% ballen, aber meine Handmuskeln werden sich zusammenziehen. Dieses Zucken beim Wahrnehmen des Triggergeräusches ist Misophonie.

Es ist auch möglich, dass Ihre Muskeln schon angespannt sind, und dann ein sich wiederholendes Geräusch dazu kommt. Beim Wahrnehmen des Geräusches spannen sich ihre Muskeln noch mehr an und so entsteht in Ihrem Reptiliengehirn ein Reflex. Wenn die Elemente „negativer Stress“ und „sich wiederholende Geräusche oder visuelle Eindrücke“ zusammenkommen, kann Misophonie entstehen.

In beiden Szenarien erfolgt der neurologische Vorgang der *klassischen Konditionierung*, die wir zu Beginn des Kapitels erklärten. Wenn man Misophonie als einen konditionierten Reflex betrachtet, ist es einfacher zu verstehen, wie sich diese Störung entwickelt und wie neue akustische und visuelle Trigger entstehen. Misophonie ist also kein Anzeichen eines defekten Gehirns, sondern eines völlig funktionsfähigen Reptiliengehirns, das Reflexe entwickelt, um uns zu beschützen und uns dabei zu helfen, uns unserem Umfeld anzupassen.

Die emotionale misophonische Reaktion ist also auch konditioniert: eine konditionierte emotionale Reaktion. Die in Kapitel 9 genannte FMRT-Studie von Dr. Sukhbinder Kumar[22] liefert stichhaltige Beweise dafür, dass die emotionale Reaktion eine erlernte oder angeeignete Reaktion und nicht eine verdrahtete Reaktion des Gehirns ist. Sie ist jedoch ein unfreiwilliger emotionaler Reflex, daher können wir nicht erwarten, dass ein Misophoniker sich einfach zusammenreißt und seine Gefühle kontrolliert. Das Gute ist aber, dass der konditionierte emotionale Reflex abgeschwächt oder sogar aufgelöst werden kann. Dieser Vorgang ist generell nicht einfach, man braucht viel Zeit und eventuell professionelle Hilfe, doch man kann es schaffen.

[22]Kumar, 2015

9. Bewältigungsstrategien

Die hier angeführten Bewältigungsstrategien werden zwar nicht Ihre misophonischen Reflexe ändern, können aber deren Auswirkung auf Ihr Leben reduzieren. Gute Bewältigungsstrategien können Ihren Misophonie-Schweregrad um einiges senken und sie sind generell der erste Schritt im Behandlungsverlauf, denn sie bieten sofortige Linderung. In manchen Fällen sind sie sogar ausreichend, um den Schweregrad auf ein akzeptables Niveau zu senken.

Auch wenn Sie nicht selbst betroffen sind, sondern mit einem Misophoniker zusammenleben: Ergreifen Sie alle Maßnahmen vorausschauend und seien Sie konsequent. Wenn Sie beispielsweise Hintergrundgeräusche im Esszimmer verwenden, dann tun Sie es ohne Ausnahmen. Und warten Sie nicht, bis der Misophoniker sich beschwert oder schreiend aus dem Zimmer rennt. Er wird gelassener sein, wenn Sie zuverlässig und vorausschauend seine Trigger minimieren oder sogar ganz eliminieren. Wenn er nicht dauernd vor potentiellen Triggern Angst haben muss, senkt sich sein Angstniveau. Der Schweregrad seiner Misophonie wird stark vermindert, einschließlich der extremen Emotionen, die mit seinen Triggern verknüpft sind.

Offen über Misophonie reden

Wenn wir versuchen, unsere Trigger und die damit verbundenen Gefühle zu beschreiben, verwenden wir meist Alltagsbegriffe. Wir sagen zum Beispiel: „Mir gefällt das Geräusch nicht“, oder „Die Geräusche stören, irritieren oder nerven mich unheimlich“. Das Problem dabei ist, dass diese Ausdrücke Missverständnisse verursachen, denn andere denken dann, dass sie genau wissen, was Sie damit meinen. Wenn Sie z.B. sagen: „Ich mag das Geräusch nicht“, denke ich mir: „Ich mag keine gekochten Rüben“. Ich weiß also angeblich genau, was es bedeutet, etwas nicht zu mögen und nehme an, es ist eine bloße Abneigung Ihrerseits, die man einfach überwinden kann. Oder wenn Sie sagen „Das Geräusch nervt mich“, könnte ich mir denken: „Ich weiß genau wie das ist, denn Hausfliegen nerven mich auch.“ Ich nehme einfach an, dass ich verstehe, wie Sie sich fühlen, wenn Sie einem Trigger ausgesetzt sind, obwohl ich eigentlich keinen Schimmer habe.

Ich schlage daher vor, dass Sie das Wort „Trigger“ verwenden. Die andere Person wird nämlich nicht wissen, was das ist, also können Sie es ihr erklären.

Wenn Sie jemandem deutlich machen, dass ein Geräusch für Sie ein Trigger ist, wird er verstehen, dass es sich nicht nur um eine Abneigung handelt, die man überwinden oder in den Griff bekommen kann. Das ist besonders bei Kindern wichtig, Denn Eltern erwarten generell, dass ihr Kind lernt, Dinge zu tolerieren, obwohl es sie nicht mag. Kinder sollen sich nun mal an Essen, bestimmte Tätigkeiten oder andere Sachen, die ihnen nicht gefallen, gewöhnen. Das gehört zum Erwachsenwerden. Eltern dürfen aber nicht von ihrem Kind erwarten, dass es seine misophonischen Trigger toleriert.

Wenn Sie mit jemanden, der Ihnen nahesteht und Sie triggert, über Ihre Misophonie reden, seien Sie vorsichtig, dass daraus kein persönlicher Angriff wird. Denken Sie immer daran, dass es Ihr Reptiliengehirn und nicht die Person als solche ist, die Sie sowohl physisch als auch emotional angreift. Vermeiden Sie also Ausdrücke wie: „Du treibst mich in den Wahnsinn, wenn Du ...", oder „Ich hasse es, wenn Du so kaust". Versuchen Sie es lieber mit: „Dieses Geräusch ist ein Trigger für mich", oder „Wenn ich dieses Geräusch höre, verliere ich einfach die Kontrolle." Reden Sie über sich und das Geräusch, nicht über Ihr Gegenüber. Es handelt sich um einen Reflex, daher sollten Sie auf ihr Reptiliengehirn und nicht auf die andere Person sauer sein.

Beschreiben Sie Misophonie als eine neurologische Störung oder eine Reflex-Störung. Sagen Sie beispielsweise: „Ich leide an einer neurologischen Störung, die Misophonie heißt. Einige ganz normale Geräusche wirken als Trigger und lösen bei mir einen unangenehmen Reflex und extreme negative Gefühle aus. Es fühlt sich an wie ein körperlicher und emotionaler Angriff, so als ob mir jemand eine Ohrfeige verpasst bzw. mit einem Stock oder Viehtreiber in die Rippen sticht oder wie ein Stromschlag. Wenn ich den Trigger höre, bin ich emotional derartig aufgewühlt, dass ich mich auf gar nichts anderes konzentrieren kann." Das ist eine recht genaue und verständliche Definition von Misophonie. Wenn Sie einfach sagen: „Diese Geräusche regen mich auf", werden andere nicht verstehen, was sie meinen. Jeder weiß jedoch, was ein Reflex ist und was dabei mit einer Person passiert.

Manchmal schreibe ich Briefe an die Arbeitgeber oder Schulen meiner Patienten, um Kulanz zu erbitten. Ein typischer Brief lautet wie folgt: „Gemäß meiner professionellen Meinung leidet John an der neurologischen Störung Misophonie, auch selektive Geräuschintoleranz genannt. Wenn er einem seiner Triggergeräusche ausgesetzt ist, spannen sich seine Muskeln aufgrund seiner

Störung an.“ Ich versuche während der Behandlung den genauen körperlichen Reflex meiner Patienten zu bestimmen, denn es fällt Außenstehenden leichter, Misophonie zu verstehen, wenn man ihnen die physische Komponente erklärt.

Ich füge eventuell hinzu: „Wenn sein vegetatives Nervensystem das Geräusch wahrnimmt, zieht es seine Nacken- und Schultermuskeln zusammen“, oder was auch immer der körperliche Reflex des Patienten ist. „Es ist wie ein Stromschlag. Diese Reaktion erschwert es ihm, in einem Umfeld zu bleiben, wo er ständig diesen Stromschlägen ausgesetzt sein wird.“ Die betreffenden Personen verstehen dann, dass Misophonie ein neurologisches Problem ist und viele Schulen und Arbeitgeber meiner Patienten zeigten sich sehr entgegenkommend.

Wenn Sie also anderen erklären, dass es sich bei Misophonie um eine spezielle Störung handelt, die sie nicht nachvollziehen können, verstehen sie vielleicht eher, dass Sie nicht einfach schlecht gelaunt sind, sondern dass Ihre Reaktionen unfreiwillige Reflexe sind.

Schaffen Sie eine triggerfreie Oase

Die meisten Misophoniker brauchen einen triggerfreien Ort, an dem sie dem emotionalen und physiologischen Stress entkommen können. An diesem Ort hält man sich nicht durchgehend auf, man benutzt ihn nur als Zufluchtsort. Hier kann man sich wieder fangen und logisch darüber nachdenken, wie man seine Misophonie in den Griff bekommt.

Kopfhörer sind häufig Hauptkomponenten einer triggerfreien Oase.

Es bedarf der Kooperation aller Familienmitglieder, um eine triggerfreie Oase zu schaffen. Es sollten Regeln beachtet werden, die festlegen, welche Aktivitäten wo ausgeführt werden dürfen. So kann man eine vorübergehende Lösung schaffen, bis weitere Bewältigungsstrategien angewendet werden können.

Gesundheit und Wohlbefinden

Trigger beeinträchtigen Sie weniger, wenn Sie sich gut fühlen. Ihre Gesundheit und Ihr Wohlbefinden sind umgekehrt proportional zum Schweregrad Ihrer Misophonie. Damit will ich nicht behaupten, dass eine gesunde Person nie extrem unter Misophonie leiden kann, doch es ist generell so, dass sie sich verschlimmert, wenn man sich unwohl fühlt.

Manche haben bemerkt, dass sich ihre Misophonie noch verschlimmert, wenn sie am Abend zuvor Alkohol getrunken haben. Andere spüren dieselbe Auswirkung, wenn sie zu viel Süßes oder Kohlenhydrate essen. So fragen sich manche Misophoniker, ob sie bestimmte Lebensmittel lieber meiden sollten. Wenn es bestimmte Nahrungsmittel gibt, die Ihr Körper nicht toleriert, dann verschlimmert das Ihre Misophonie. Laktoseintolerante Misophoniker sollten daher auch wegen ihrer Misophonie Milchprodukte vermeiden. Wenn Sie eine Glutenallergie haben, dann meiden Sie Weizenprodukte. Aber nur weil ein Misophoniker seine Störung besser in den Griff bekam, weil er keine Karotten mehr aß, heißt das nicht, dass Sie das gleiche positive Ergebnis damit erzielen können. Bei vielen Misophonikern haben unterschiedlichste Diäten zu deutlichen Verbesserungen geführt, also lohnt es sich, seine Essgewohnheiten zu überprüfen. Regelmäßig Sport zu treiben, gut zu schlafen und ausgewogen zu essen wird Ihre Misophonie sowie Ihre Gesundheit verbessern - eine Win-win-Situation.

Eine Frau hatte einen interessanten Kommentar auf Facebook veröffentlicht: Magnesium hatte ihre Misophonie deutlich verbessert. Daraufhin versuchten viele andere, sich mit Magnesium in unterschiedlichen Dosierungen zu behandeln, aber es schien keinerlei Auswirkung zu haben. Es stellte sich schließlich heraus, dass sie aufgrund von Komplikationen nach einem Beinbruch an chronischen Schmerzen litt. Das Magnesium linderte die Schmerzen und das wiederum linderte ihre Misophonie.

Durch den misophonischen Reflex verschlimmerten sich die Schmerzen im beeinträchtigen Bein. Das Magnesium linderte ihren ursprünglichen chronischen Schmerz und ihr körperlicher Reflex war danach weniger schmerzhaft.

Meine Frau hatte ein ähnliches Problem. Sie litt an chronischen Rückenschmerzen und klagte über jede Unebenheit der Straße, wenn wir zusammen im Auto unterwegs waren. Als es ihrem Rücken besser ging, freute sie sich zwar nicht, wenn ich über ein Schlagloch fuhr, aber es war keine emotionale Sache mehr.

Triggern aus dem Weg gehen

Vermeiden Sie Ihre Trigger, denn getriggert zu werden, verschlimmert Ihre misophonische Reaktion auf zweierlei Weise. Erstens verstärkt sich dadurch der ursprüngliche Reflex und zweitens können Sie sich weitere Trigger „einfangen“, wenn sie gleichzeitig ein zweites Geräusch wahrnehmen. Sie können sich aktiv von ihnen entfernen oder die betreffende Triggerperson bitten, mit dem Geräusch aufzuhören. Wenn Ihr Kind an Misophonie leidet, geben Sie ihm die Freiheit, sich zurückzuziehen. Wenn es vom Esstisch aufsteht, machen Sie keine große Sache daraus. Wenn Sie sich darüber beschweren und offensichtlich verärgert sind, üben Sie Druck auf Ihr Kind aus. Es ist wichtig, dass es sich frei entscheiden kann, sich von seinen Triggern zu entfernen.

Misophonikern wird in der Regel gesagt, sie sollten sich zusammenreißen und lernen, ihre Trigger auszuhalten. Besonders Kinder wollen nichts verpassen und bleiben daher oft in einem triggerreichen Umfeld, nur um nicht alleine zu sein oder weil ihre Eltern ihnen gesagt haben, dass sie ihre Trigger ignorieren sollen. Oftmals wollen Misophoniker einfach keinen Ärger machen und in der Hoffnung, dass sie sich allmählich an ihren Trigger gewöhnen, versuchen sie ihn auszuhalten. Man kann sich aber nicht an einen Trigger gewöhnen. Im Gegenteil - der Stress wird von Mal zu Mal größer. Die meisten Patienten geben an, dass sie ein Zimmer erst verlassen, nachdem sie versucht haben, das Geräusch eine Zeit lang auszuhalten. Nur wenige ergreifen sofort die Flucht.

Bewältigungspläne für die ganze Familie

Die ganze Familie sollte am gleichen Strang ziehen, damit der Misophoniker seinen Triggern nicht ausgesetzt wird. Er hat sich schließlich diese Störung nicht ausgesucht und sollte daher auch nicht als einziger Opfer bringen müssen. Die Situation ist vergleichbar mit einer Familie, in der eine Person im Rollstuhl sitzt. Alle sind betroffen und helfen bei der Bewältigung des Alltags. Wenn also ein Kind Misophonie hat und das Kauen des Vaters sein einziger Trigger ist, dann kann mit etwas Planung vermieden werden, dass der Vater in der Gegenwart seines Kindes kaut.

Es ist wichtig, dass der Misophoniker beim Planen miteinbezogen wird. Es kann etwas problematisch mit Kindern sein, die sich eventuell nicht an den Plan halten wollen, doch es ist wichtig, dass die Eltern mit gutem Vorbild vorangehen. Für Ehepartner gilt das gleiche - ein Plan ist nötig, damit Trigger vermieden werden. Und denken Sie dabei immer daran, das Ganze nicht persönlich zu nehmen.

Sorgen Sie für eine geräuschvolle Umgebung

Misophonische Reaktionen scheinen stärker zu sein, wenn der Trigger das einzige wahrnehmbare Geräusch ist. Wenn es so leise ist, dass man eine Stecknadel fallen hören könnte, dann dreht Ihr Gehör sozusagen seine Geräuschempfindlichkeit hoch und alles hört sich lauter an - auch Trigger. Je lauter ein Trigger ist, desto stärker fällt der misophonische Reflex aus. Wenn es still ist, fällt der Trigger noch mehr auf, da es keine konkurrierenden Geräusche gibt.

Der Klang des Triggers wird in einer stillen Umgebung außerdem viel klarer und reiner wahrgenommen. Wenn es gelingt, die Klarheit des Triggergeräusches mit Hilfe anderer Geräusche zu dämpfen, kann man die misophonische Reaktion minimieren oder gar ganz verhindern.

Das „Misophonie-Management-Programm“

Die Audiologin Martha Johnson entwickelte vor einigen Jahren das „Misophonie-Management-Programm“ (MMP).[23] Bei dieser Behandlungsmethode, die sich in den letzten Jahren etabliert hat, werden zum einen Hintergrundgeräusche im Alltag eingesetzt, zum anderen unterzieht sich der Patient sechs bis zwölf Wochen lang einer Behandlung (kognitive Verhaltenstherapie, dialektische Verhaltenstherapie, etc.), um negative Gedanken gegenüber seinen Triggergeräuschen zu bekämpfen und Bewältigungsstrategien zu erlernen.

Mit einem Ventilator können Sie billig und effektiv ein lautes Hintergrundgeräusch produzieren. Rauschgeneratoren wie die „Schlafhilfe SleepMate“ von DOHM oder der „LectroFan“[24] sind gerade mal so groß wie ein CD-Stapel. Der DOHM ist eigentlich ein Ventilator, bei dem Lautstärke und Tonhöhe regelbar sind. Der LectroFan produziert das Rauschen elektronisch und bietet zehn Gebläsegeräusche und zehn sonstige Geräusche. Auch bei ihm kann die Lautstärke geregelt werden. Der LectroFan hat derzeit eine positivere Bewertung bei Amazon und verbraucht weniger Strom, aber der DOHM ist bei Misophonikern sehr beliebt. Es ist ratsam, jedes Zimmer mit einem solchen Gerät auszustatten, in dem Sie gewöhnlich Ihren Triggern ausgesetzt sind.

[23]Johnson, 2014

[24]Siehe Kapitel “Weiterführende Adressen”

Das Misophonie-Management-Programm (MMP) kann gemäß Dr. Johnson den Schweregrad der Misophonie von schwerwiegend auf mäßig oder von mäßig auf gering reduzieren.[25] Sie klassifizierte die Misophonie ihrer Patienten anhand des Misophonie-Bewertungsfragebogens (MAQ, 21 Fragen, 1-3 Bewertungspunkte) entweder als schwerwiegend, mäßig oder gering. Hierbei gilt ein Ergebnis von 63 bis 42 als schwerwiegend, 42 bis 22 als mäßig und alles darunter gilt als geringe Misophonie. MMP heilt nicht, macht aber die Störung weitaus erträglicher. Durch die bereits erwähnten Hintergrundgeräusche wird eine sofortige Linderung erzielt.

Kopfhörer

Als günstige Version des oben erwähnten persönlichen Hörgerätes mit Hintergrundgeräuschfunktion können Sie offene Kopfhörern mit einen tragbaren MP3-Player benutzen, um ein Rauschen abzuspielen. Stellen Sie die Lautstärke so hoch ein, dass Ihr Reflex auf die Triggergeräusche reduziert wird. Wenn Sie eine Geräusch-App auf ihr Handy oder Ihr Tablet herunterladen möchten, empfehle ich die App *White Noise* von TMSOFT.

Alle Links zu den Amazonseiten der hier genannten Hilfen finden Sie im Kapitel “Weiterführende Adressen”.

[25] Johnson, 2014

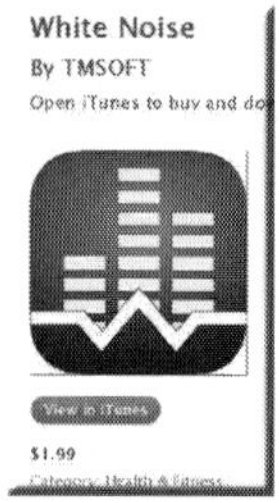

Es gibt eine kostenlose Version mit zehn Geräuschen und die Vollversion mit 40 Geräuschen zum Preis von ca. 2 €, mit der Sie auch Ihre eigenen Geräusche abspielen oder Geräusch-Mixe herstellen können. Ich empfehle die Vollversion, damit Sie genau das Hintergrundgeräusch aussuchen können, welches Ihren individuellen Trigger am besten blockiert. Laden Sie auch die kostenlose App *White Noise Market* von TMSoft herunter, welche Ihnen über 1000 andere Geräusch-Dateien für Ihre Geräusch-App bietet. Diese App ist sowohl mit Android als auch dem iPhone kompatibel.

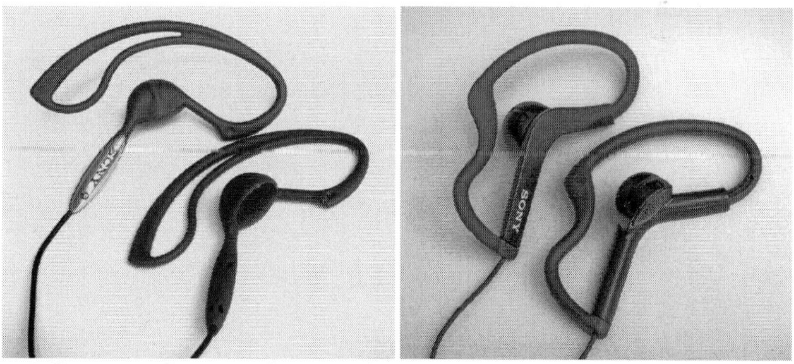

Offene Kopfhörer schirmen die Umgebungsgeräusche nicht ab

Da offene Kopfhörer Ihren Gehörgang nicht verschließen, können Sie noch gut hören. So vermischen sich die Hintergrundgeräusche Ihrer App mit Ihren Alltagsgeräuschen.

Wenn Sie kein Smartphone haben, können Sie sich ein billiges Android-Handy zulegen. Für diesen Zweck brauchen Sie keinen Handy-Vertrag und haben somit keine monatlichen Kosten.

Trotz des Misophonie-Management-Programms (MMP) und Rauschgeneratoren kann die Situation am Esstisch problematisch werden, weil Kopfhörer keine visuellen Trigger blockieren können. Diese sind eigenständig, d.h. sie wirken auch in einem völlig geräuschlosen Umfeld als Auslöser. Selbst wenn ein Misophoniker mit geräuschunterdrückenden Kopfhörern nichts hört, können Kieferbewegungen ihn triggern.

Ich hatte ein Kind in Behandlung, das nicht ertragen konnte, seine Eltern essen zu sehen. Die Familie wollte ihre Mahlzeiten aber gemeinsam einnehmen, also fanden sie eine gute Lösung: sie saßen alle auf einer Seite vom Esstisch. Das mag zwar eigenartig erscheinen, funktionierte aber hervorragend, und das Kind musste nicht alleine in seinem Zimmer essen.

Zusammenfassend kann man sagen, dass neutrale Geräusche wie Hintergrundrauschen etc. die schnellste und einfachste Bewältigungsstrategie bei Misophonie sind. Sie können den Triggerreflex drastisch reduzieren. Führen Sie also Geräusche in Umgebungen ein, von denen Sie wissen, dass Sie dort Triggern ausgesetzt sein werden. Dadurch wird Ihre Misophonie nicht geheilt, aber erträglicher werden. Denken Sie aber daran, dass diese Strategie keinerlei Auswirkung auf Ihre visuellen Trigger hat.

Ohrstöpsel und Kopfhörer mit Geräuschunterdrückung

Zunächst möchte ich Sie davor warnen, Ohrstöpseln zu oft zu benutzen. Ihr Gehirn braucht akustische Reize und passt sich automatisch Ihrem Umfeld an. Wenn Sie Ihr Gehirn also dauernd abschotten, wird Ihr Gehör empfindlicher und nimmt leise Geräusche deutlicher wahr. Da Misophonie häufig von leisen Geräuschen ausgelöst wird, kann die exzessive Benutzung von Ohrstöpseln Ihre Empfindlichkeit auf leise Triggergeräusche erhöhen. Vermeiden Sie also den täglichen Gebrauch. Verwenden Sie lieber Kopfhörer mit Geräuschunterdrückung und Musik oder weißem Rauschen, damit Ihr Gehör weiterhin stimuliert wird.

Korrekter Gebrauch von Ohrstöpseln

Nachts oder für kurze Zeitperioden, beispielsweise während Prüfungen, können Sie natürlich ohne weiteres Ohrstöpsel verwenden.

Versichern Sie sich, dass Sie sie richtig ins Ohr einführen. Jeglicher Teil des Stöpsels, der nicht im Gehörgang steckt, ist verschwendetes Material, denn dort blockiert es schließlich keine Geräusche.

Erhältlich sind ganz unterschiedliche Modelle. Es gibt geformte, abgerundete Schaumstoffkegel, ausgestanzte Schaumstoffzylinder und solche aus Silikon. Ein Akustiker kann Ihnen auch spezielle Ohrstöpsel anpassen. Die geformten Schaumstoffstöpsel können öfter verwendet werden, aber sie drücken auch härter gegen den Gehörgang, was beim Schlafen wehtun kann. Ich benutze am liebsten die ausgestanzten, die aber nur ein paar

Mal gebraucht werden können. Die Silikonstöpsel sind eine beliebte Variante, werden allerdings nicht so positiv bewertet wie die aus Schaumstoff. Sie senken aber die Lautstärke der Triggergeräusche um einiges. Probieren Sie aus, was für Sie am besten geeignet ist, aber denken Sie daran: Ohrstöpsel sollten nur für kurze Zeit eingesetzt werden, damit Ihr Gehör nicht noch empfindlicher wird.

Einer meiner Patienten tischlerte in seiner Freizeit. Weil Maschinenlärm sein Trigger war, hatte er sein Hobby aufgegeben. Durch Gehörschutz mit Ohrenstöpseln sowie zusätzliche Hintergrundgeräusche konnte er aber schließlich alle seine Trigger blockieren.

Kopfhörer mit Geräuschunterdrückung

Kopfhörer mit Geräuschunterdrückung schirmen Sie vor Außengeräuschen ab, während Sie gleichzeitig damit eine Audioquelle abspielen können, damit die Ohren stimuliert werden. Obwohl Kinder lieber Musik hören, dient weißes Rauschen besser dazu, Trigger zu blockieren. Musik ist mal laut, mal leise und dann ist da immer die Pause zwischen den Liedern. Weißes Rauschen dagegen ist konstant und umfasst Frequenzen, die oft Ihren Triggergeräuschen ähnlicher sind als Musik.

Die Kopfhörer mit Geräuschunterdrückung von Bose (QC20/20i und QC25) sind sehr hilfreich bei der Bewältigung Ihrer Misophonie. Die QC20/20i Kopfhörer waren die ersten, die entwickelt wurden, um einmalige Geräusche (z.B. Stimmen) zu unterdrücken. Jegliche Kopfhörer mit Geräuschunterdrückung können verwendet werden, aber da wir hauptsächlich Trigger blockieren wollen, sind diese Bose Kopfhörer empfehlenswert. Die QC20 sind Ohrhörer, die Ihren Gehörgang von außen blockieren und daher sehr bequem sind. Die Bose QC25 sind gleichermaßen gut und haben Ohrmuscheln. Die einzigen anderen Kopfhörer, die ebenso effektiv Geräusche unterdrücken, sind die Parrot Zik Modelle. Sie eliminieren Triggergeräusche regelrecht, wenn Sie die Geräuschunterdrückung anstellen und eine Geräusch-App verwenden. Allerdings sind diese Kopfhörer darauf ausgelegt, niederfrequente Geräusche zu blockieren und bei bestimmten Geräuschen, beispielsweise Schniefen, weniger effektiv.

In-Ear Ohrhörer wie der Etymotic MC5 sind preiswerter und blockieren Trigger noch besser, sind aber nicht so bequem oder praktisch wie die Bose Kopfhörer. Eine andere preiswerte Alternative sind Ohrstöpsel zusammen mit Ohrmuschelkopfhörern. Die Stöpsel wirken einem Gehörschaden entgegen, gleichzeitig eliminieren Sie mit der lauten Musik oder dem weißen Rauschen sämtliche anderen Geräusche. So erhält Ihr Gehirn zwar noch akustische Eindrücke, nimmt aber keine Trigger wahr. Umgekehrt können Sie auch In-Ohr-Kopfhörer als Rauschgeber und darüber Gehörschutzkapseln („Mickey-Mäuse“) verwenden.

Muskelentspannungstechniken

Die Progressive Muskelentspannung (PME) nach Jacobson ist eine bewährte Bewältigungs- und Behandlungsmethode. Bei der PME erlernen Sie in täglich zehn bis zwanzig Minuten die Fähigkeit, Ihre Muskeln gezielt zu entspannen. Um den vollen Nutzen aus dieser Technik zu ziehen, wiederholen Sie die PME-Routine täglich über mehrere Monate hinweg. Dies ist keine schnelle Lösung, denn Muskelentspannung ist eine Fertigkeit, die geübt werden will. Die Mühe lohnt sich aber, denn es ist möglich, mit Muskelentspannung Misophonie zu heilen.

Sich in PME zu üben, hilft Ihnen auf mehrere Weisen. Erstens: Ihre Gesundheit und Ihr allgemeines Wohlbefinden werden verbessert, was wiederum Ihre Misophonie lindert. Besonders wenn Sie an Schlafstörungen leiden, werden Sie schnell eine positive Veränderung feststellen. Zweitens: Die Muskelentspannung kann Ihnen helfen, Ihre Wut zu kontrollieren, wenn Sie einen Trigger wahrnehmen. Drittens: sich vor und nach einer Triggersituation bewusst zu entspannen wird Ihre körperlichen und emotionalen Reaktionen beträchtlich reduzieren.

Im folgenden Kapitel besprechen wir Muskelentspannung als Behandlungsmethode, doch zunächst untersuchen wir, wie sie als Bewältigungsstrategie eingesetzt werden kann, um misophonische Emotionen zu reduzieren.

Überblick

In den frühen 1920ern entwickelte der amerikanische Arzt Edmund Jacobson PME, um seinen Patienten zu helfen, mit Stress und Angst klarzukommen.

Wenn Sie sich angespannt oder nervös fühlen, ist das direkt mit Ihrer Muskelspannung verknüpft. In der Frühphase der PME wurden 200 verschiedene Muskelgruppen angespannt und wieder entspannt. Inzwischen wissen wir, dass das gleiche Resultat mit 15-20 Skelettmuskelgruppen erzielt werden kann.[26] Forscher haben bewiesen, dass Personen, die PME beherrschen, mehr Kontrolle über ihre Skelettmuskulatur haben und sie auch in stressreichen Situationen entspannen können.[27] Das bedeutet, dass ein in PME geübter Misophoniker seine Muskelanspannung, nachdem er getriggert wurde, sehr viel besser reduzieren kann. Obwohl

[26]Borkovec & Sides, 1979

[27]Borkovec & Sides, 1979; Lehrer, Woolfolk, Rooney, McCann, & Carrington, 1983; O'Bannon, Richard, & Runcie, 1987

sich die Muskeln nie zu 100% entspannen können, ist es damit möglich, die misophonische Reaktion zu minimieren und sich schneller zu beruhigen.

PME hat vielfältige positive Wirkungen.[28] Es z.B. wurde nachgewiesen, dass PME bei täglichem Üben durch die daraus folgende Tiefenentspannung bei der Bewältigung von Angststörungen helfen kann und darüber hinaus das allgemeine Wohlbefinden verbessert. Bei einer Tiefenentspannung beruhigen sich Puls, Stoffwechsel und Atmung, der Blutdruck sinkt, die Anspannung Ihrer Skelettmuskulatur lässt nach. Auch die Gedanken beruhigen sich.

Auswirkungen der Tiefentspannung durch tägliches PME-Üben:

- Angstreduktion
- Stressreduktion
- höheres Energie- und Produktivitätsniveau
- schärfere Konzentration und besseres Gedächtnis
- bessere Schlafqualität
- geringere psychosomatische Störungen, wie z.B. hoher Blutdruck, Migräne, Kopfschmerzen, Asthma und Magengeschwüre
- höheres Selbstwertgefühl, weniger Selbstvorwürfe, genauere Gefühlswahrnehmung

Unsere Muskeln spannen sich auf andere Art und Weise an, wenn wir ruhig und glücklich sind, als wenn wir uns ärgern. Wenn Ihre Muskeln immer angespannt sind, glaubt Ihr Körper schließlich, dass Sie genervt sind. Wenn sie täglich Übungen zur progressiven Muskelentspannung machen, werden Sie sich Ihrer Gefühle genauer bewusst.

[28] Borkovec & Sides, 1979; Conrad & Roth, 2007; Dehghan-Nayeri & Adib-Hajbaghery, 2011; O'Bannon, Richard, & Runcie, 1987; Öst, 1987, 1988a

Bei einer Variante der PME werden die Muskeln entspannt, ohne sie zuvor anzuspannen.[29] Diese Entspannung zu üben ist bei Misophonie gleichermaßen sinnvoll. Nachdem Sie mindestens zehn Minuten lang PME mit Muskelanspannung geübt haben, entspannen Sie jede Muskelgruppe in der gleichen Reihenfolge, eine nach der anderen, aber ohne die vorherige Anspannung. Fangen Sie mit ihren Fäusten für fünf bis zehn Sekunden an und machen dann weiter mit Bizeps, dann Trizeps, Stirnmuskeln und so weiter. Diese Entspannung dauert nur ca. zwei Minuten und sollte zwei Mal täglich durchgeführt werden.

Schließlich lernen Sie, alle Muskeln simultan zu entspannen. Setzen oder legen Sie sich bequem hin, und sagen Sie sich: „Entspann Dich!“ Entspannen Sie alle Ihre Muskeln. Suchen sie nach verbleibender Spannung im Körper und sagen Sie wieder: „Entspann Dich!“, bis alle Muskeln völlig gelöst sind. Bleiben Sie für eine Minute in diesem Zustand.

Man kann beide Entspannungstechniken in ca. zwölf Stunden erlernen.[30] Sie können entweder alleine oder mit einem Therapeuten üben. Die größte Herausforderung dabei ist, täglich dabei zu bleiben. Schreiben Sie sich die Zeit zum Üben in Ihren Terminplan. Die Mühe lohnt sich.

Muskelentspannung als Bewältigungsstrategie

Im Misophonie-Seminar 2013 für Audiologen traf ich einen 50-jährigen Mann, der Muskelentspannung einsetzte, um seine Wut nach einem Trigger zu reduzieren. Im Teenageralter hatte er PME erlernt, um eine Angststörung zu bewältigen und setzte diese Technik schon jahrelang ein, um seine emotionalen Reaktionen nach einem Trigger zu beeinflussen.

[29]Conrad, & Roth, 2007; Öst, 1987, 1988b
[30]Öst, L. G. 1988

Zwar hatte er mit PME angefangen, mittlerweile praktizierte er sie aber ohne das vorherige Anspannen der Muskeln. Sofort nach einem Trigger alle Muskeln zu entspannen verhinderte seinen Wutausbruch. Die physiologische Komponente von Wut ist Muskelanspannung. Wenn Sie also wütend werden, aber Ihre Muskeln bewusst entspannen, täuschen Sie Ihr Gehirn und können Ihre Wut beträchtlich reduzieren.

Falls sich Ihre Skelettmuskulatur in einer Triggersituation zusammenzieht, können Sie mit Muskelentspannung reagieren. So reduzieren Sie Ihren körperlichen Reflex auf den Trigger und dadurch Ihre misophonischen Emotionen, die mit dem Reflex einhergehen.

Richtlinien für Progressive Muskelentspannung[31]

Zweimal täglich zu üben wäre optimal, morgens und abends, besonders in den ersten sieben bis zehn Tagen. Einmal täglich reicht auch, aber auf diese Weise werden Sie nicht so schnell Resultate erzielen.

Sie brauchen einen ruhigen Ort, an dem Sie sich ohne Ablenkung zwanzig bis dreißig Minuten Ihrer Progressiven Muskelentspannung widmen können. Wenn Sie mehr Erfahrung haben, brauchen Sie für die gesamte Übung nur noch zehn Minuten.

Üben Sie wenn möglich immer zur gleichen Uhrzeit und mit leerem Bauch. Nehmen Sie eine bequeme Position ein, liegend oder sitzend. Lockern Sie Ihre Kleidung und lassen Sie jegliche Sorgen oder Ängste los. Versuchen Sie, die Übung passiv und distanziert anzugehen. Denken Sie nicht zu sehr über die Übung an sich nach, sondern achten sie sozusagen wie ein Außenstehender darauf, wie sich Ihre Muskeln anfühlen.

[31] Bourne, 2011. Hauptquelle für PME in diesem Unterkapitel.

Eine Frau hinterließ den folgenden Kommentar auf Facebook:

> *„Tom Dozier, ich muss Ihnen etwas gestehen. Nachdem ich die Aufnahme Ihres Misophonie-Seminars 2014 angeschaut hatte, musste ich den Kopf schütteln. Ich dachte mir: „Das ist doch Schwachsinn.“ Nachdem ich bereits 61 bin und ständig zu Wutausbrüchen neige, erwartete ich bereits, dass meine Isolation, ein übermäßig lauter Fernseher und Ohrstöpsel mich bis ins Grab begleiten würden. Doch dann bot sich die Gelegenheit, Ihren Vorschlag mit dem Reptiliengehirn einmal auszuprobieren und ihm zu sagen, dass alles okay wäre. Mein Mann und ich waren auf dem Weg zur Küste und ich dachte mir schon: „Drei lange Stunden mit meinem Mann im Auto, begleitet von ständigem Schniefen und Kartoffelchips essen. Aber was soll's, ich probiere den Rat von diesem Tom jetzt einfach mal aus.“ Ich konnte es kaum fassen. Es scheint, als ob man auch als Erwachsener durchaus noch dazulernen kann. Sehr zu meiner Überraschung hatte ich dieses Mal nicht das Bedürfnis, aus dem fahrenden Auto zu springen. Auch im Hotel, als mein Mann zu schnarchen anfing, stand ich nach einer Stunde einfach auf und holte mir die Ohrstöpsel, doch ich war längst nicht so wütend wie sonst. Vielen Dank, Tom! Ich kann jedem Betroffenen nur empfehlen, die Sache mal auszuprobieren. Zwar erledigt sich dadurch das Problem nicht völlig, aber wenigstens bringen wir in der Zwischenzeit keinen um.“*

Probieren Sie es aus: Wenn Sie Ihren Trigger das nächste Mal hören, denken Sie schnell: „Keine Gefahr, aber trotzdem danke“.

Die innere Einstellung

Natürlich ist Misophonie keine Einbildung, wie viele behaupten, doch es ist eine Störung, die sich sehr wohl in Ihrem Kopf abspielt. Tatsache ist jedoch, dass Ihre Trigger wirklich nur IHRE Trigger sind. Diese Geräusche oder Bilder, die Ihnen so viel Leiden bereiten, sind nicht an sich schlimm und bleiben von den meisten unbemerkt. Die Trigger aktivieren Ihr Reptiliengehirn, das Ihnen regelrecht einen Stromschlag verpasst. Wenn Sie aber daran denken, dass dieses Unbehagen von Ihrem eigenen Gehirn stammt und nicht von einer anderen Person, ist die Erfahrung weniger belastend.

Wenn Sie sich Ihren Knöchel verstauchen, tut es Ihnen weh aufzutreten. Aber dieser Schmerz verärgert Sie nicht. Sie wissen, dass der Schmerz von Ihrem eigenen Körper, d.h. von Ihrer Verletzung stammt. Niemand fügt Ihnen diesen Schmerz zu.

Das gleiche Prinzip trifft auf Misophonie zu. Wenn Sie Ihre Trigger als Angriffe anderer Personen betrachten, wird Sie das sehr aufwühlen. Ist Ihnen bewusst, dass Sie anders als andere Menschen auf die Außenwelt reagieren, dann können Sie sich darauf konzentrieren, wie Sie auf Ihre Trigger reagieren wollen. Einige produktive Hilfestellungen haben wir in diesem Kapitel schon besprochen: Muskeln entspannen, Kopfhörer verwenden, oder sich zurückziehen.

Wenn Sie Trigger als einen Angriff anderer betrachten, geben Sie diesen die Schuld an Ihrem Leiden. Die sollten alle mal lernen, sich besser zu benehmen und Sie nicht ständig triggern - beim Gehen die Füße richtig heben, leiser atmen und so weiter! Diese Einstellung schürt Feindseligkeit. Anstatt sich wie ein Opfer der Angriffe anderer zu sehen, betrachten Sie Ihre Misophonie lieber wie einen verstauchten Knöchel: es tut zwar weh, aber Sie werden damit schon klar kommen.

Ich behaupte nicht, dass man allein durch die Einstellung geheilt werden kann oder dass Sie damit keine Probleme mehr haben werden. Der Schweregrad Ihrer Misophonie wird dadurch aber sehr wohl reduziert.

Eine positive Einstellung gegenüber störenden Geräuschen, die noch keine Trigger sind, kann verhindern, dass sie welche werden. Es gibt womöglich Leute, denen gerade dieses Geräusch gefällt, obwohl Sie selbst es stört. Das Essen von Kartoffelchips irritiert Sie vielleicht, aber die andere Person tröstet sich in dem Moment möglicherweise damit. Versetzen Sie sich in ihre Lage. Oder lenken Sie sich ab. Singen Sie ein Lied, sagen Sie ein Gedicht auf, spielen Sie mit einem Anti-Stress-Ball oder wackeln Sie mit den Zehen. Doch wenn Sie merken, dass sie sich weder ablenken noch ihre Muskeln entspannen können, dann stehen Sie auf und gehen weg.

Entgegenkommen am Arbeitsplatz

Viele Länder haben Gesetze, um das Leben von Menschen mit Handicaps u.a. auch an ihrem Arbeitsplatz oder in der Schule zu erleichtern. In Deutschland ist das das Behindertengleichstellungsgesetz (BGG).

Gemäß diesen Gesetzen müssen Arbeitgeber das Arbeitsumfeld hinreichend anpassen, damit eine qualifizierte Person mit einer Behinderung sich für die Arbeit bewerben und sie durchführen kann. Bestimmte Veränderungen müssen vorgenommen werden, damit diese Person die gleichen Rechte und Privilegien wie ihre Kollegen hat. Ein realistisches Entgegenkommen seitens des

Arbeitgebers ist eine wichtige gesetzliche Forderung gegen Diskriminierung am Arbeitsplatz.

Derlei Gesetze geben Ihnen zwar nicht automatisch das Recht, Ihr eigenes Büro zu haben, halten jedoch Ihren Arbeitgeber dazu an, Ihnen ein angemessenes Arbeitsumfeld zu bieten. Es könnte für Sie z.B. nützlich sein, am Arbeitsplatz Kopfhörer mit Geräuschunterdrückung tragen zu dürfen. Fragen Sie sich einfach: „Könnte eine taube Person diese Arbeit durchführen?“ Wenn ja, dann sollten Sie Ihre Kopfhörer tragen dürfen, auch wenn das laut Firmenpolitik nicht erlaubt ist.

Reden Sie mit Ihrem Vorgesetzten oder dem Personalmanagement bezüglich der Bedingungen für die Anerkennung Ihrer Misophonie. Oftmals reicht die Diagnose einer anerkannten Fachkraft. Das Gesetz umfasst keine Liste bestimmter Behinderungen, sondern definiert Behinderung als einen Zustand, der eine oder mehrere grundlegende Lebensaktivitäten schwerwiegend einschränkt. Zu diesen Aktivitäten zählen beispielsweise Lernen, Sprechen, Zuhören, Lesen, Schreiben, Konzentrieren und Selbstversorgung. Und Misophonie beeinträchtigt definitiv Ihre Fähigkeit, sich zu konzentrieren.

Schulen

Auch Schulen müssen per Gesetz Kindern mit Behinderungen entgegenkommen. Schüler mit Misophonie können sich das zunutze machen, wenn ihre Störung Ihren Lernprozess einschränkt. Das Gesetz ist für Schüler gedacht, die an einem Zustand leiden, der eine oder mehrere Lebensaktivitäten eingrenzt. Misophonie gehört auf jeden Fall zu dieser Kategorie.

Mit den folgenden Maßnahmen können Schulen einem misophonischen Schüler entgegenkommen:

1. Kein Essen, Trinken oder Kaugummikauen im Unterricht. Wenn anderen Schülern als Konzentrationshilfe Kaugummikauen erlaubt wurde, kann das natürlich ein Problem schaffen.
2. Der Schüler darf jederzeit das Klassenzimmer verlassen, wenn er zu vielen Triggern ausgesetzt ist. Er muss Zugang zu einem Zufluchtsort haben, wo er sich beruhigen kann.
3. Der Schüler darf Kopfhörer mit einer Geräusch-App im Unterricht verwenden. Auch wenn er dadurch den Lehrer eventuell nicht immer optimal hören kann, erlaubt ihm diese Maßnahme, dem Unterricht zu folgen.
4. Der Schüler darf Kopfhörer mit einer Geräusch-App während Prüfungen tragen.
5. Wenn nötig, darf der Schüler seine Prüfungen in einem triggerfreien Umfeld schreiben.
6. Der Schüler hat das Recht auf einen bevorzugten Sitzplatz, um weniger Triggern ausgesetzt zu sein.
7. Der Schüler darf ein Sende-/Empfangsgerät verwenden, das ihm erlaubt, den Lehrer oder Professor in einer Vorlesung über ein Mikrofon ungestört zu hören. Diese Methode wird an vielen Universitäten für schwerhörige Studenten eingesetzt.

In vielen Fällen sind die Schulen sehr kooperativ. Man möchte ja vorzugsweise die Zusammenarbeit auf Hilfsbereitschaft aufbauen, und nicht auf ein Gesetz und der Androhung von gerichtlichen Schritten. Wenn die Lehrkräfte verstehen, weshalb bestimmte Änderungen für den Misophoniker notwendig sind, ist es wahrscheinlicher, dass sie konsequent durchsetzt werden. Das ist oft nicht der Fall, wenn Lehrer uneinsichtig sind und nicht verstehen, warum sie den Unterricht den Bedürfnissen eines bestimmten Schülers anpassen sollen. Schriftliche Genehmigungen sind jedoch manchmal für Examen notwendig.

Studenten können eventuell zum gleichen Preis ein Einzelzimmer auf dem Campus beantragen sowie ihre Examen in einem triggerfreien Umfeld ablegen.

Technische Hilfen in Kinos, Hörsälen und Kirchen

Für Misophoniker ist ein Kinosaal wie eine Folterkammer - überall Popcorn und Kaugeräusche. Es gibt eine Lösung, falls das Kino Kopfhörer für Hörgeschädigte anbietet. Diese haben ein Empfangsgerät und bieten Ihnen dadurch ihr ganz eigenes Soundsystem. Wenn Ihr Gehör extrem empfindlich ist, können Sie Ohrstöpsel verwenden und dann die Lautstärke Ihrer Kopfhörer hochdrehen. Der Empfang ist optimal, wenn Sie in der Mitte des Kinos sitzen.

Empfangsgeräte für Gehörgeschädigte sind auch in manchen Universitäten und Kirchen erhältlich. Wenn Sie Hintergrundgeräusche hinzufügen wollen, um die Stimm-Trigger zu blockieren, können Sie diese in Ihrer App dazumischen.

Auch Ihren Fernseher können Sie so einstellen, dass der Misophoniker das Programm über Kopfhörer empfängt, während die anderen Anwesenden normal über die Lautsprecher zuhören. Verbinden Sie dazu den Computer-Lautsprecher mit dem Kopfhöreranschluss des Audio-Ausgangs. Am Computer können Sie Lautsprecher und Kopfhörerausgang separat regeln.

10. Behandlungsmethoden

Der Einsatz von guten Bewältigungsstrategien ist an sich schon eine Behandlungsmethode. Viele Patienten konnten mit Hintergrundrauschen ihre schmerzhafte Misophonie lindern. Auch das „Misophonie-Management-Programm" hätte von daher hier als Behandlungsmethode aufgeführt werden können. Ich möchte hinzufügen, dass die hier aufgeführten Behandlungsmethoden auf meine persönlichen Erfahrungen sowie frei erhältlichen, bereits veröffentlichten Informationen basieren.

Entspannung des Reflexmuskels

Bitte beachten Sie, dass diese Behandlung nur bei Personen infrage kommt, deren erster körperlicher Reflex von der Skelettmuskulatur ausgeht, z.B. ein Ballen der Faust oder Zucken der Schulter. Wenn Ihr Reflex interner Natur ist, z.B. ein Verkrampfen des Magens oder ein Geschehen innerhalb Ihres Brustkorbes, können Sie ihren Reflex nicht direkt reduzieren, da die Eingeweidemuskulatur nur unbewusst vom vegetativen Nervensystem gesteuert wird.

Sie können die Reaktion auf einen Trigger vermindern, indem Sie Ihre Muskeln entspannen. Bewusste Entspannung vor einem Trigger veranlasst Ihr Reptiliengehirn dazu, langsam die Reflexintensität zu senken. Muskelentspannung ist also sowohl Bewältigungsstrategie als auch Behandlungsmethode.

Das Kapitel über Bewältigungsstrategien erklärte PME detailliert. Um sie als Behandlungsmethode zu verwenden, müssen Sie lernen, Ihre Muskeln auf Kommando zu entspannen, ohne sie zuvor angespannt zu haben. Tägliches Üben wird die Nervenbahnen anlegen und ausbauen, die nötig sind, um die Skelettmuskulatur bewusst zu kontrollieren. Wenn Sie zwei Wochen lang täglich üben, stellt sich bereits eine gewisse Kontrolle über Ihre Muskulatur ein, doch es kann Monate dauern, bis Sie Ihre Muskeln bewusst während eines Triggers völlig entspannen können. Entspannung ohne vorherige Anspannung muss ebenfalls täglich geübt werden, um die Fertigkeit zu entwickeln, Ihre Muskeln von einem Moment auf den anderen zu entspannen.

Ein Trigger kommt selten allein. Die Person neben Ihnen schnieft, kaut oder tippt auf einer Tastatur herum. Trigger dieser Art sind nahezu konstant. Um Ihr Gehirn neu zu vernetzen, ist es notwendig zu lernen, den Muskel Ihres ersten misophonischen Reflexes zu entspannen, bevor Sie dem Trigger ausgesetzt werden. Sie können natürlich auch andere Muskeln entspannen, doch ihr Reptiliengehirn wird nur geschult, wenn Sie im Vorhinein genau den Muskel entspannen, der vom Trigger attackiert wird.

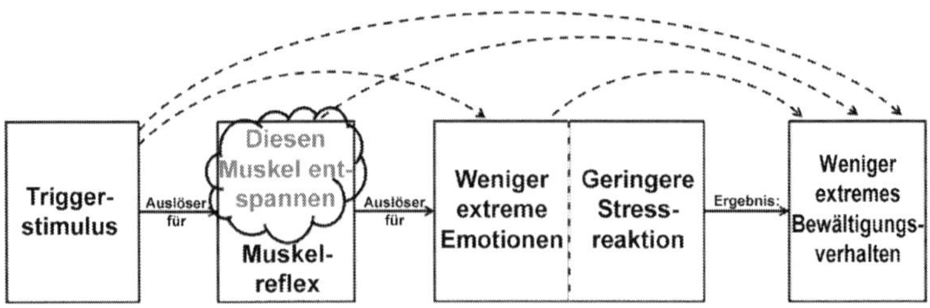

Wenn Sie lernen, den Reflexmuskel zu entspannen, wird er sich weniger zusammenziehen und entspannt sich fast sofort wieder. Ihr Reptiliengehirn wird so während der kritischen „Lernzeit“, d.h. in den ersten zwei Sekunden nach einem Trigger, einen viel entspannteren Muskel vorfinden und so beim nächsten Mal nicht so extrem reagieren. Allmählich verschwindet der körperliche Reflex komplett.

Muskelentspannung vor und während eines Triggers ist keine unwichtige Kleinigkeit. Sie ist vielmehr eine äußerst wirksame Schulung für das Reptiliengehirn. Betrachten Sie es nicht als Progressive Muskelentspannung, sondern als Muskelentspannungsübung, die tägliches Engagement erfordert. Sie können ihr Reptiliengehirn durch die Entspannung Ihres Reflexmuskels völlig umstrukturieren. Die Neural-Repatterning-Technique (NRT), die wir als nächstes besprechen werden, verwendet einen Trigger mit geringer Intensität, um Ihnen die Entspannung zu erleichtern.

Ein Patient hörte im ersten Misophonie-Seminar von den Entspannungstechniken. Nur 8 Monate später war er beim 2013-Seminar als Mitglied des Patientenausschusses anwesend und berichtete, wie es ihm ergangen war. Jahrelang hatte er sich *nach* seinem Trigger entspannt, um so seine Wut aufzulösen. Jetzt hatte er entdeckt, dass er sich bereits *vor* dem Trigger entspannen konnte. So konnte er seine Misophonie praktisch eliminieren und das nur durch Muskelentspannung.[32] Sein Initialreflex bestand in einem Hochziehen seiner Schultern. Als er lernte, seine Schultern vor einem Trigger zu entspannen, reduzierte er damit den Schweregrad seines Reflexes. Sein Reptiliengehirn wurde so umstrukturiert, dass beim nächsten Trigger sein Reflex etwas geringer ausfiel. Mein Artikel „Gegenkonditionierung: Den ersten misophonischen Reflex mit der Neural-Repatterning-Technique behandeln", (erhältlich auf misophoniatreatment.com, englischsprachig) enthält einen ähnlichen Bericht. Eine Patientin begann erst mit der PME, ergänzte ihre Übungen mit NRT zusammen mit der Trigger-Tamer-App und lernte so, sich während ganz leisen Triggern

[32]Martz, 2013

zu entspannen. Sie konnte in der NRT-Behandlung zwei Trigger völlig eliminieren, setzte das Erlernte dann in Alltagssituationen um und reduzierte so weiter die Anzahl ihrer Trigger.

PME klingt vielleicht banal, aber richtig erlernt und angewendet kann diese Fertigkeit Ihnen helfen, Ihre Misophonie zu lindern oder gar zu eliminieren.

Neural-Repatterning-Technique (NRT)

Wie wir wissen, ist Misophonie ein zweiteiliger Prozess. Sie hören den Trigger, dieser löst einen körperlichen Reflex aus, was wiederum die extremen Emotionen oder die Kampf-oder-Flucht-Reaktion zur Folge hat (siehe untere Abbildung).

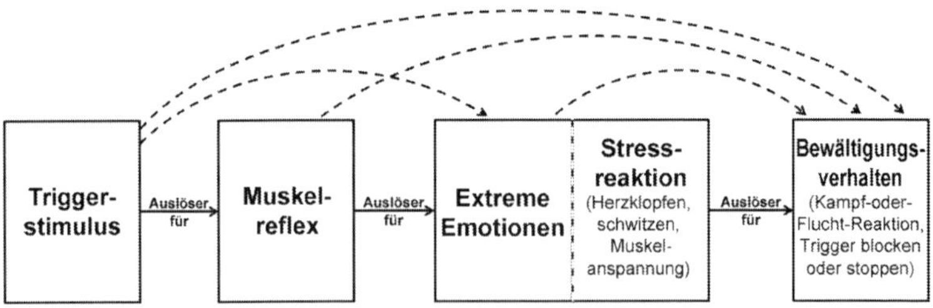

Wenn Sie also den körperlichen Reflex verhindern können, folgt auch keine emotionale Reaktion. Dies ist das Ziel der Neural-Repatterning-Technique. Durch das Reduzieren oder sogar Eliminieren des körperlichen Reflexes wird die Verbindung zwischen dem

Trigger und Ihren misophonischen Emotionen (siehe untere Abbildung) unterbrochen.

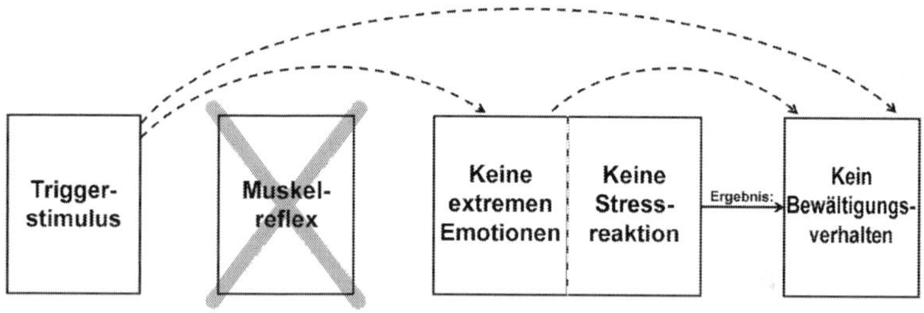

Es geht also darum, eine Gegenkonditionierung Ihres misophonischen Reflexes zu erreichen.

Die klassische Methode, einfach die negativen Emotionen durch positive Gedanken zu ersetzen, ist für Misophoniker schwierig bis unmöglich, weil in den zwei entscheidenden Sekunden nach dem Trigger die misophonischen Emotionen viel zu stark sind. Aufgrund dieser Problematik begann ich, den Trigger für die Neural-Repatterning-Technique, die ich 2013 entwickelte, zu reduzieren. Zusammen mit dem Trigger wird nämlich auch die Intensität des körperlichen Reflexes abgeschwächt. Es verhält sich damit ähnlich wie mit einer Allergiebehandlung. Wenn jemand eine Erdnussallergie hat, kann schon eine einzige Erdnuss diese Person umbringen. Trotzdem besteht die Behandlungsmethode darin, eine winzige Menge des tödlichen Serums zu injizieren. Wenn die Dosis nur verschwindend niedrig ist, reagiert der Körper mit einer genauso geringen Reaktion darauf. Wenn man das eine Zeitlang macht, gewöhnt sich der Körper schließlich an die Erdnuss und stellt seine Reaktionen ganz ein. NRT funktioniert auf die gleiche Weise. Sie erhalten sozusagen regelmäßig eine kleine Dosis Ihres Triggers, bis Ihr Reptiliengehirn schließlich nicht mehr darauf reagiert.

Der Patient befindet sich dazu während der Behandlung in einem positiven Umfeld - er hört z.B. seine Lieblingsmusik oder redet mit jemandem über schöne Erinnerungen, während seine Trigger fast unhörbar abgespielt werden. So entsteht ein positives Erlebnis, weil die Trigger so schwach sind, dass der misophonische Reflex keine negativen Gefühle erzeugt. Die Behandlung, die auch als Trigger-Tamer-Behandlung bezeichnet wird, war so erfolgreich, dass ich daraus eine App, den „Misophonia Trigger Tamer“, entwickelte.

Es ist ratsam, mit Aufnahmen zu arbeiten, aber es können natürlich auch Trigger live verwendet werden. Die Bewertungsskala des Reflexes reicht von null (keine Reaktion) bis fünf (maximale Reaktion). Die NRT-Behandlung eliminiert den körperlichen Reflex nicht unbedingt komplett, kann ihn aber um einiges reduzieren, so dass er mit der Zeit allmählich abstirbt oder zumindest so schwach bleibt, dass die emotionale Reaktion auf den Trigger stark reduziert wird. Das optimale Ergebnis der Neural-Repatterning-Technique - Behandlung ist eine Eins oder allerhöchstens eine Zwei. Die Person kann bei einer Eins noch positiv, gelassen und glücklich sein. Wir verbinden dann den Trigger mit etwas Schönem, beispielsweise Massage, entspannender oder fröhlicher Musik, je nachdem, was der Patient vorzieht. Einem meiner Patienten gefiel Rockmusik. Obwohl das nicht mein Geschmack ist, funktionierte es für ihn und war ein positiver Stimulus. Eine andere Patientin redete während ihrer Behandlung über ihre Erfolgserlebnisse. Eine Frau verwendete Fotos von ihren Neffen und eine andere von ihrem Hund, die sie einfach fröhlich stimmten. Egal was bei Ihnen die Laune hebt, die Hauptsache ist, dass Sie sich ruhig und glücklich fühlen, um so dem störenden Effekt des Triggers entgegenzuwirken. Konzentrieren Sie sich auf Ihren positiven Stimulus, entspannen Sie sich und lassen Sie Ihr Reptiliengehirn die nötigen Änderungen mit der Hilfe der Trigger-Tamer-App vornehmen.

Marthas Geschichte

Martha, eine 40-jährige Berufstätige, litt bereits ihr ganzes Leben unter ihrer Misophonie. Dank Atemübungen, Entspannungstechniken, geräuschunterdrückenden Kopfhörern und Ohrstöpseln schaffte sie es schließlich, ihre Reflexe zu reduzieren. Es gab zum Schluss nur noch einen Trigger, der sie hin und wieder aus der Fassung brachte. Während sie sich im Rahmen der Vorbereitung auf die NRT-Behandlung eine Aufnahme ihres Triggers anhörte, bemerkte sie ein Muskelzucken hinter ihren Ohren. Daraufhin konnte mit einer zielgerichteten NRT-Behandlung ihr Reflex komplett eliminiert werden. Als er schließlich verschwunden war, löste der Trigger in Alltagssituationen keine negativen Emotionen mehr aus.

Virginias Geschichte

Virginias Misophonie wurde von einem Familienmitglied ausgelöst, das ständig vor sich hin sang. Sie berichtet:

„Ich muss gestehen, ich war zu Anfang recht skeptisch. Als ich jünger war, dachte ich immer, ich wäre die Einzige mit diesem Leiden. Doch nach ungefähr drei Wochen der Behandlung bemerkte ich eine Verbesserung. Langsam wurde der Trigger weniger belastend und schließlich verschwand er komplett. Als ich dann den

Trigger in Alltagssituationen hörte, spürte ich keine Wut mehr. Es war wie ein Wunder.“

Die Neural-Repatterning-Technique ist keine unangenehme Behandlung, sondern kann viel Spaß machen. Virginia beschreibt ihre NRT-Behandlung mit der Trigger-Tamer-App wie folgt:

„Ich bin jetzt schon fast 75 Jahre alt und habe mein ganzes Leben bestimmte Geräusche gemieden. Als ich mit der Behandlung begann, hatte ich meine Bedenken. Doch nachdem ich die ganze Sache verstanden hatte, freute ich mich auf meine Behandlung und es war erstaunlich, diese Geräusche plötzlich aushalten zu können. Es hat mein Leben verändert.“

Fallstudien

Der erste Patient, bei dem ich NRT einsetzte, war ein 15-jähriger Junge, der die Kaugeräusche seiner Mutter nicht aushalten konnte. Bei der Behandlung aß seine Mutter Kartoffelchips, während er seine Lieblingsmusik hörte. Seine Reaktionen schmolzen förmlich dahin. Als er jedoch zu Hause war und dort mit seiner Familie essen wollte, waren die Kieferbewegungen seiner Mutter weiterhin ein Auslöser. In den folgenden Behandlungen konzentrierten wir uns auf die Kieferbewegungen. Er hörte weiter seine Musik und schloss die Augen oder schaute weg, sobald er den Trigger fühlte. Nach einiger Zeit waren ihre Kieferbewegungen kein Auslöser mehr. Obwohl er mit den aufgetragenen „Hausaufgaben“ nicht konsequent war, verbesserte sich seine Misophonie schnell, so dass er wieder problemlos mit seiner Familie essen konnte. Diese Behandlung löste nicht alle seine Reaktionen auf, aber sie konnten auf ein akzeptables Niveau reduziert werden.

Mein am besten dokumentierter Fall ist der einer 48-jährigen Frau (siehe den Artikel „Gegenkonditionierung in der Misophonie-Behandlung“, erhältlich auf misophoniamreatment.com, englischsprachig). Ihre misophonischen Reaktionen wurden von ihrem Mann ausgelöst, wenn er Brot oder Sorbet aß, seinen Bart kratzte oder sogar nur sein Gesicht anfasste. Die Behandlungen führten wir mit Skype-Sitzungen durch. Ich spielte ihr die Aufnahmen ihrer Trigger vor, und sie beschrieb daraufhin die Stärke ihres Reflexes auf einer Skala von eins bis drei. Nach zwei Wochen reagierte sie weit weniger auf die Geräusche beim Brot essen. Also packten wir ihren zweiten Trigger an: das Essen von Sorbet. Schließlich widmeten wir uns dem Kratzen des Bartes und auch hier waren wir erfolgreich. Für jeden dieser Trigger benötigten wir zwei Skype-Sitzungen sowie vier eigenständige Therapiestunden zuhause. Sie stellte fest, dass sie auf sein Essen von Brot in Alltagssituationen überhaupt nicht mehr reagierte und die anderen beiden akustischen Trigger nur noch eine schwache Reaktion hervorriefen. Zuletzt arbeiteten wir mit ihrem visuellen Trigger und merkten, dass jegliche Person, mich eingeschlossen, die ihr Gesicht anfasste, eine Reaktion auslöste. Es brauchte neun Wochen, bis sie auf meine Handbewegung keine Reaktion mehr zeigte. Dieser visuelle Trigger war also weit hartnäckiger als ihre akustischen. Nach der Behandlung störte es sie auch nicht mehr, wenn ihr Mann sein Gesicht berührte.

Wir konnten Veränderungen ihres Reflexes im Laufe der Behandlung sehen. Ich musste den Trigger lauter und lauter abspielen und meine Hand immer näher an das Gesicht führen, ehe eine Reaktion ausgelöst wurde. In der folgenden Grafik sind die Resultate des Selbstbewertungsbogens zu sehen. Die Ergebnisse der 21 Fragen werden zusammengezählt und zeigen so die Auswirkung der Misophonie auf das Leben des Patienten an, bzw. den Schweregrad der Störung. Die Höchstpunktzahl ist 63, besagte

Patientin lag anfangs bei 41. Nach zwei Behandlungsstunden und „Hausaufgaben“ hatte sich ihre Punktzahl schon auf 17 gesenkt. Diese extreme Verbesserung hatte womöglich auch mit den Bewältigungsstrategien zu tun, die ich ihr in der ersten Sitzung nahelegte. Nach weiteren zwei Sitzungen und eigenständiger Behandlung hatte sich ihre Punktzahl auf 7 reduziert. Dieses Resultat war allerdings etwas verfälscht, da ihr Mann eine Woche lang unterwegs war und sie dadurch ihren Triggern nicht ausgesetzt war. Nach elf Behandlungsstunden war sie jedoch immer noch auf einer 9. In einer Nachuntersuchung vier Monate später war ihre Gesamtpunktzahl gerade einmal eine 5 und bei einer weiteren Nachuntersuchung zehn Monate später auf 3 gesunken.

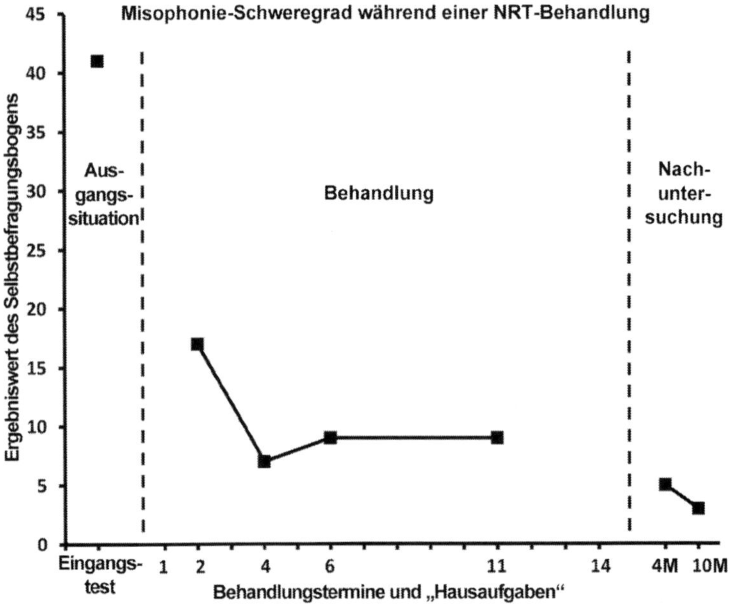

Obwohl sie sich ab und zu von einem Trigger entfernen muss, ist die Reaktion der Patientin insgesamt gesehen gering. Wenn sie einen Trigger wahrnimmt, kann sie einfach ihren Blick abwenden, ohne Stress zu empfinden. Ihre Punktzahl zeigt, dass Misophonie keine Belastung mehr ist und das ist ein sehr positives Ergebnis.

Ich wendete die Neural-Repatterning-Technique auch bei einer 8-jährigen Patientin an. Ihr Stimulus zur Gegenkonditionierung war, im Zimmer herumzutanzen. Zusammen mit den Eltern konnten wir nach einigen Sitzungen zwei ihrer akustischen Trigger auflösen, aber sie schien immer noch Probleme am Esstisch zu haben. Mithilfe von Hintergrundgeräuschen kann die Familie aber problemlos zusammen essen. Die Behandlung verbesserte also die Misophonie des Mädchens deutlich, konnte sie jedoch nicht eliminieren.

Ein interessanter Fall war auch eine Studentin, die ihre Sommerferien bei ihrer Familie verbrachte.[33] Ihre Mutter war ihre Triggerperson. In der Woche vor ihrer NRT-Behandlung begann sie mit ihren Muskelentspannungsübungen. Ihr Reflex war das Ballen der Faust und sie lernte schnell, diese Muskeln zu entspannen. Sie hinterließ die folgende Bewertung für die Google Play App:

> *„Mein Leben hat sich komplett verändert, denn endlich habe ich die Kontrolle. Diese App kam wie gerufen. Misophonie war dabei, mein Leben zu zerstören. Ich konnte mich nicht mehr im Unterricht konzentrieren und entschied mich schließlich, Tom Dozier um Hilfe zu bitten. Nach zwei Behandlungen mit der App konnte ich es endlich aushalten, wenn meine Mutter in meiner Gegenwart aß oder mit dem Besteck klapperte. Die Behandlung schlug sehr schnell an und ich kann es kaum abwarten, auch meine übrigen Trigger loszuwerden.*

[33] Dozier, in der Presse

> *Obwohl ich in Alltagssituationen immer noch auf meine Trigger reagiere, ist es längst nicht so schlimm wie vorher. Mit den Wutanfällen ist es jetzt vorbei. Danke, Tom!"*

Als sie wieder an die Uni zurückkehrte, wendete sie das, was sie in der NRT-Behandlung erlernt hatte, in Alltagssituationen an. Solange sie bewusst ihre Hände entspannte, schaffte sie es, einige Trigger zu ignorieren. Manchmal reichte es, einfach ihre Hände auszuschütteln, wenn sie einem Trigger ausgesetzt wurde und sie spürte dabei keine Wut. Sechs Monate nach Behandlungsabschluss hatte sich ihr Misophonie-Schweregrad noch weiter gesenkt. Nach zwölf Monaten gab es zwar wieder einen leichten Anstieg, doch sie zeigte keine Reaktion auf die Trigger, die mit NRT behandelt worden waren. Die Ergebnisse ihrer Selbstbewertung hatten womöglich etwas mit einer generalisierten Angststörung zu tun, an der sie zu diesem Zeitpunkt litt (siehe Graph). Sie können einen detaillierten Bericht dieses Falles im englischsprachigen Artikel „Treating the Initial Physical Reflex of Misophonia with the Neural-Repatterning-Technique: A Counterconditioning Procedure (Gegenkonditionierung: Die Behandlung des misophonischen Reflexes mit der Neural-Repatterning-Technique)" lesen (auf misophoniatreatment.com, englischsprachig).

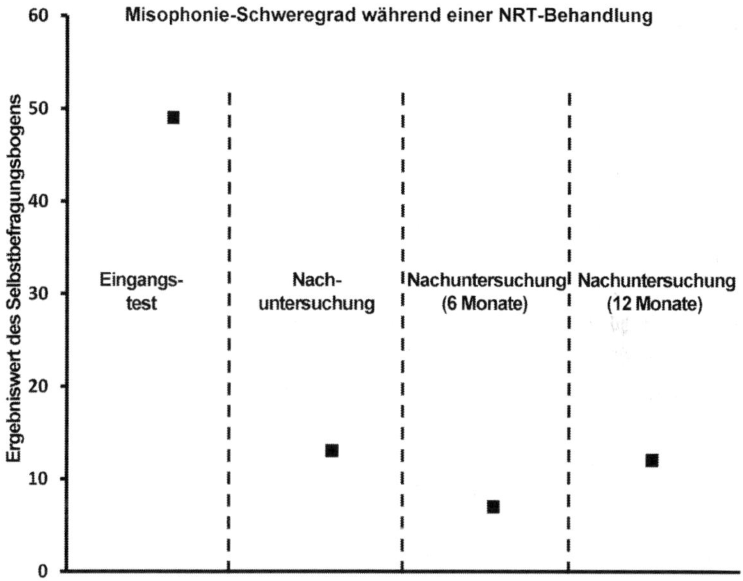

Eine der ersten Personen, die die App kaufte, rief mich an, damit ich ihr bei den Einstellungen helfen konnte, um mit der Behandlung zu beginnen. Kurze Zeit später schrieb mir der Mann: „Ich habe gute Neuigkeiten. Seit zehn Tagen verwende ich die App täglich mindestens eine Stunde lang. Wenn ich mich gut fühle, verwende ich sie sogar bis zu drei Stunden während der Arbeit. Die Lautstärke drehe ich ganz allmählich hoch und steigere die Häufigkeit und Länge des Triggergeräusches (Schniefen). Mitten in einer Unterhaltung mit meinem Mitbewohner bemerkte ich heute, dass er schniefte und dass ich keinerlei Reaktion dabei fühlte. Ich konzentrierte mich dann sogar auf sein Schniefen und erwartete negative Gefühle. Diese blieben jedoch aus.

Außerdem habe ich eine Verbesserung meiner Empfindlichkeit gegen Kaugeräusche festgestellt. Generell spüre ich viel weniger Stress, wenn ich mit dem Trigger rechne. Natürlich gefällt mir das Geräusch immer noch nicht, aber ich komme jetzt viel besser damit klar. Schon allein die Stressreduzierung ist klasse."

Die NRT-Behandlung heilt Misophonie nicht, kann jedoch den Reflex um einiges reduzieren. Das Ziel dieser Behandlung ist, ihren misophonischen Reflex als eine kleine, stressfreie Reaktion wahrzunehmen, so wie ein Zwinkern. Diese ist nie rein emotional, sondern schließt eine körperliche Reaktion mit ein, die aber sofort wieder verschwindet.

Für einen effektiven Lernprozess ist der richtige Trigger-Intervall wichtig. Dieser sollte so sein, dass der Trigger oft genug zu hören ist, aber keinen Stress auslöst. Die meisten Patienten haben den größten Erfolg mit Trigger-Intervallen zwischen 15 Sekunden und zwei Minuten. Mit der Abnahme Ihrer Reflexreaktion intensivieren Sie den Trigger, damit Ihre körperliche Reaktion immer auf einer Skala zwischen null und fünf bleibt. In manchen Fällen wurde eine Verbesserung nach 100-300 Triggern mit der Trigger-Tamer-App berichtet, es gibt aber auch Fälle, in denen sich der Reflex selbst nach 1000 Triggern nicht reduzierte.

Wenn Sie den Reflex mittels einer Triggeraufnahme auflösen konnten, wechseln Sie zu einer ähnlichen Aufnahme. Wenn Sie bis zu vier Aufnahmen auf der Trigger-Tamer-App aushalten können, sind Sie für Trigger in Alltagssituationen bereit. Sie werden immer noch einen Reflex spüren, doch er wird sehr viel schwächer ausfallen.

Ich schlage vor, dass Sie diese Behandlung 30 Minuten täglich, vier bis sechs Tage die Woche durchführen. Genießen Sie Ihre Behandlung. Lächeln Sie, hören Sie Musik und entspannen Sie sich. Während Sie sich wohlfühlen, setzen Sie sich kleinen

Triggern aus. Mit der Trigger-Tamer-App kontrollieren Sie Ihre Trigger. Sie sind der Boss.

Achten Sie darauf, dass Sie tatsächlich einen körperlichen Reflex spüren. Wenn Sie sich einfach genervt oder vom Geräusch angeekelt fühlen, aber keine körperliche Reaktion haben, wird die NRT-Behandlung keinen Effekt haben. Achten Sie darauf, ob sich Ihr Reptiliengehirn wirklich umstrukturiert. Wenn Sie nach ca. sechs Behandlungen weder das Volumen noch die Häufigkeit erhöhen müssen, um Ihre körperliche Reaktion auf Stufe „eins" beizubehalten, dann hat sich in Ihrem Reptiliengehirn noch nichts verändert. Das heißt, Sie müssen etwas an Ihrer Behandlung ändern.

Die Neural-Repatterning-Technique funktioniert in bestimmten Fällen nicht. Wenn es Ihnen nicht möglich ist, sich von einem Geräusch oder einer audio-visuellen Aufnahme triggern zu lassen, können Sie diese Technik nicht verwenden. Wenn Sie sich nicht entspannen können, ist diese Behandlung auch nichts für Sie. Wenn der Trigger andauert und Ihre Reaktion nicht sofort nachlässt (z.B. Magenschmerzen oder sexuelle Erregung), wird Ihnen diese Technik nicht helfen.

Die Neural-Repatterning-Technique ist keine Behandlung, die auf ein breites Spektrum von Triggern bei jeglichen Personen überall angewendet werden kann. Sie kann nicht auf einen generellen Trigger, so wie Kaugummikauen oder Schniefen jeglicher Personen, angewendet werden. Sie könnten durch NRT Ihre Reaktion auf das Schniefen Ihres Kindes verringern, aber sobald Sie einen Fremden schniefen hören, würden Sie trotzdem eine misophonische Reaktion haben. NRT wirkt auf einen einzigen Trigger, der von einer bestimmten Person stammt, und kann von daher gut auf einen neu aufgetretenen Trigger angewendet werden.

Eine meiner Patientinnen war eine Lehrerin, die versuchte, einen allgemeinen Schnief-Trigger mit dieser Behandlung anzugehen. Sie machte konsequent die Hausaufgaben, die ich ihr auftrug, übte Muskelentspannung und arbeitete mit der Trigger-Tamer-App, bis sie schließlich nicht mehr auf die Aufnahmen reagierte. Wenn sie jedoch im Klassenzimmer einen Schüler schniefen hörte, wurde sie immer noch getriggert. Das Problem war, dass das Umfeld der Behandlung und das ihrer Arbeit sehr unterschiedlich waren. Studien zeigen, dass konditionierte Reflexe sehr kontextabhängig sein können.

Die Trigger-Tamer-App

Sie können Triggergeräusch und Musik ganz einfach im Loop-Modus mit 2 herkömmlichen Playern abspielen, die Sie parallel laufen lassen. Für das Triggergeräusch nehmen Sie dabei eine etwa 1-minütige Aufnahme, auf der eine halbe Sekunde der Trigger und ansonsten nur Stille zu hören ist. Um es Ihnen etwas komfortabler zu machen, habe ich eine App entwickeln lassen, die Trigger und Musik gleichzeitig abspielt und bei der auch alle sonstigen wichtigen Parameter wie Triggerdauer, Pausenlänge und die Lautstärken direkt einstellbar sind. Die Trigger-Tamer-App gibt es in zwei Versionen.

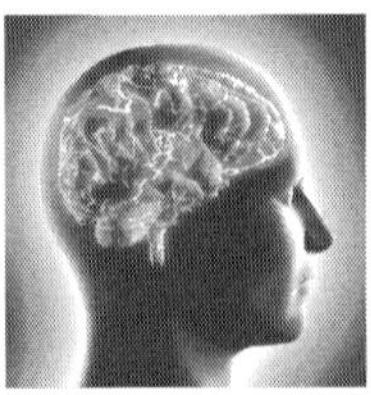

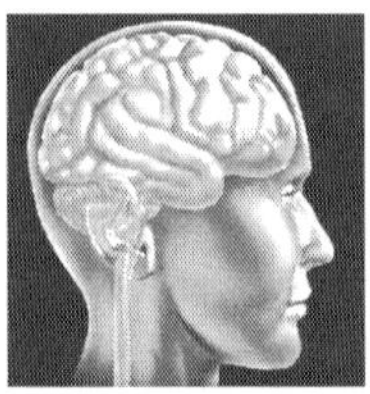

Die App mit dem blauen Symbol wird Misophonia-Trigger-Tamer genannt und bedient sich einer Audioaufnahme des Triggers.

Die App mit dem grünen Symbol ist der Visual-Trigger-Tamer und arbeitet mit einer Videoaufnahme.

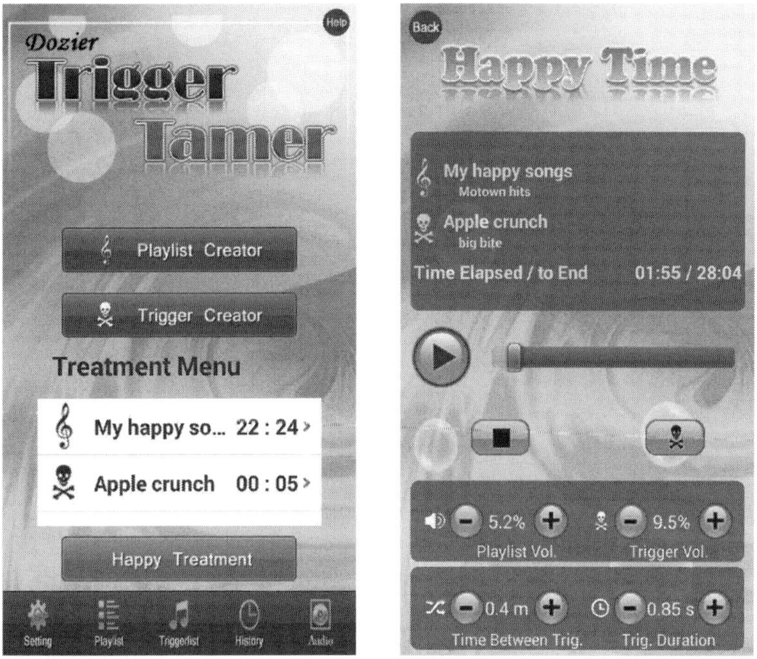

Misophonia-Trigger-Tamer, Haupt- und Behandlungsmenü

Beide Apps sind auf iTunes und Google Play erhältlich. Der Misophonia-Trigger-Tamer bietet mehr Kontrolle über die Triggergeräusche. Der Visual-Trigger-Tamer arbeitet mit Videoaufnahmen, er eignet sich also für Personen, die auf eine rein akustische Aufnahme nicht reagieren. Jedoch existieren nicht so viele Abspieloptionen und auch die Zeitsteuerung ist begrenzt.

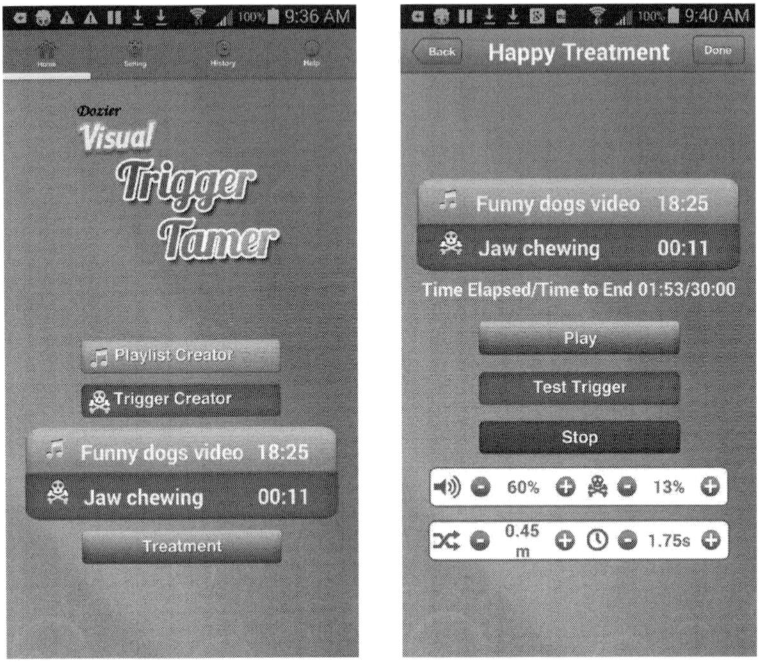

Visual-Trigger-Tamer, Haupt- und Behandlungsmenü

Der Misophonia-Trigger-Tamer besitzt eine Aufnahmeoption mit gutem Soundeditor, doch für den Visual-Trigger-Tamer benötigt man ein separates Programm, um aufnehmen und editieren zu können.

Ein weiterer Unterschied zwischen den beiden Apps besteht darin, dass der Misophonia-Trigger-Tamer nur rein akustische Aufnahmen für die Wiedergabeliste des positiven Stimulus bietet. Beim Visual-Trigger-Tamer kann man eine Kombination von Audioaufnahmen, Bildern und Videos als positiven Stimulus benutzen.

Die NRT ergänzt Behandlungsmethoden wie z.B. das Misophonie-Management-Programm, bei dem man entweder Hintergrundgeräusche oder die vom Audiologen angepassten Hörgeräte benutzt. Das Misophonie-Management-Programm ist ein Weg, um die Reaktionen auf Trigger im täglichen Leben zu reduzieren, und zusammen mit der NRT-Methode kommt man sogar noch weiter.

Die Sequent-Repatterning-Hypnotherapie (SRT)

Bevor Chris Pearson seine „Sequent-Repatterning-Hypnotherapie für Misophonie" entwickelte, zeigte sich die Hypnotherapie bci Misophonie als weitgehend uneffektiv oder bot nur kurzzeitige Linderung. Misophonie wurde von Hypnotherapeuten generell als Phobie behandelt. Aufgrund des physischen Reflexes, der mit der Misophonie zusammenhängt, ist es für Misophoniker unmöglich, nicht auf den Triggerstimulus zu reagieren oder ihn ganz zu ignorieren. Man kann zwar Geräusche ignorieren, jedoch ist es unmöglich, den physischen Reflex auszublenden.

Die Sequent-Repatterning-Hypnotherapie ermöglicht es dem Misophoniker, die körperliche Auswirkung des misophonischen Reflexes zu spüren, ohne eine emotionale Reaktion darauf zu haben. Der Kontext einer physischen Empfindung kann eine große Auswirkung auf die darauf folgende emotionale Reaktion haben. Wenn eine Krankenschwester Ihnen eine Spritze verabreicht, bleiben Sie vermutlich vollkommen ruhig. Doch wenn irgendeine Person Sie mit einer Nadel sticht, reagieren Sie garantiert stark emotional. Während der Therapie wird über mehrere Sitzungen

der den körperlichen Reflex komplett beseitigt, schlägt nur bei sehr wenigen Patienten an. Aber den misophonischen Schweregrad von mäßig auf gering oder von schwerwiegend auf mäßig zu senken, ist bereits ein großer Erfolg.

Die Sequent-Repatterning-Hypnotherapie mit anderen Behandlungen wie der NRT oder der Muskelentspannung zu verbinden, kann sicherlich zu noch weiteren Verbesserungen führen. In einigen Fällen konnten Patienten mit SRT zwar ihre emotionalen Reaktionen zum Trigger eliminieren, doch der körperliche Reflex störte sie weiterhin. Daraufhin wurde NRT eingesetzt, um diesen zu reduzieren. In einem Fall gelang sogar die komplette Beseitigung des Reflexes. Wenn NRT als Folgebehandlung nach SRT eingesetzt wird, ist diese Therapie weit schneller und allgemein effektiver als in den Fällen, in denen sie als erste Behandlung angewendet wurde. Der Grund dafür ist, dass Trigger weit aggressiver angegangen werden können, wenn die emotionale Komponente nicht mehr existiert.

Die Psychosomatic-Remediation-Technique (PRT)

Der körperliche Reflex auf einen Trigger kann von jedem beliebigen Muskel ausgehen. Als Teil meiner Forschung wandte ich NRT auf einen Patienten an, dessen Reflex Magenkrämpfe waren. Es war nicht einfach, diesen Reflex zu behandeln, weil der Magen nicht bewusst entspannt werden kann, und die Krämpfe daher einfach anhielten. Nach vergeblicher Suche nach einer Möglichkeit, dieses Problem zu lösen, rief ich meinen guten Freund Scott Sessions an, einen Chiropraktiker aus Wyoming, der auch ganzheitliche Behandlungen anbietet. Er hatte zehn Jahre zuvor durch Stimulation bestimmter Meridianpunkte meine Allergie auf Garnelen, die bis hin zum anaphylaktischen Schock ging, geheilt. Wir besprachen unterschiedliche Behandlungsideen für Misophonie und er versprach mir einen baldigen Besuch. Er war zwar noch nie mit Misophonie in Berührung gekommen, hatte aber bereits eine Idee, die er ausprobieren wollte. Meine Bitte um Hilfe öffnete die Tür für seine Entwicklung und Verfeinerung der Psychosomatic-Remediation-Technique (übersetzt in etwa „psychosomatisches Heilverfahren“).

Meine Tochter und meine Enkelin waren gerade bei mir, als mich Dr. Sessions besuchte, also demonstrierte er an ihnen seine Methode, um einen Reflex gezielt zu beseitigen. Nach einer 15-minütigen Behandlung mit Fragen, Akupressur und dem Einrichten der Wirbelsäule reagierte meine Enkelin nicht mehr auf ihre Erz-Trigger-Person: ihren Bruder. Meine Tochter wollte ebenfalls von ihren Triggern befreit werden, und nach weiteren 15 Minuten hatte Dr. Sessions auch sie erfolgreich behandelt. Wenn ich es nicht mit meinen eigenen Augen gesehen hätte, würde ich es immer noch nicht glauben. Als aufgeschlossener Mensch gebe ich aber gerne zu, dass es Dinge gibt, die ich nicht verstehe, so wie beispielsweise meine Allergiebehandlung bei Dr. Sessions. Wir waren begeistert.

Über die folgenden Monate hinweg behandelte Dr. Sessions weitere Misophoniker. Bei einigen schlug die Behandlung an, bei anderen nicht. Leider hat Dr. Session seine Praxis in Thayne, Wyoming, mitten im Nirgendwo - nicht gerade der ideale Ort, um seine Behandlungstechnik weiterzuentwickeln. Im März 2014, vier Monate nach ihrer Behandlung, waren meine Tochter und meine Enkelin immer noch triggerfrei. Da wir uns gerne sicher sein wollten, dass dieses Ergebnis typisch für diese Behandlung war, organisierten wir ein Behandlungsseminar in Anaheim, Kalifornien. Zu diesem Zeitpunkt dauerte die PRT-Behandlung ca. 30 Minuten, und so konnten wir bei diesem Seminar 31 Misophoniker behandeln. Bei einem Viertel wurde eine komplette Beseitigung der Trigger erreicht. Ein weiteres Viertel zeigte eine starke Senkung der Symptome, aber die Hälfte der Patienten spürte keinerlei Veränderung. Wir hatten ein positiveres Ergebnis erwartet und hinzu kam, dass auch die erzielten Verbesserungen nach einiger Zeit nachließen. Da Dr. Sessions Praxis in Thayne nur schwer erreichbar ist, war es zu schwierig für die Patienten, sich einer Folgebehandlung zu unterziehen.

Meine Tochter ist bis zum heutigen Tag triggerfrei. Meine Enkelin entwickelte einen neuen Trigger, der aber nur sehr selten in Erscheinung tritt. Auch sie gilt als geheilt. Als ich meine Tochter fragte, womit sie ihre positiven Resultate begründe, erklärte sie mir, dass sie sowohl sich selbst als auch ihre Tochter von stressreichen Situationen mit Triggergeräuschen fernhalte. Ungefähr drei Monate nach der Behandlung hatte sie dann einen schlimmen Rückfall. Sie war gestresst, hungrig, müde und krank, der Trigger schlug sie also mit voller Gewalt. Über die folgenden Tage konnte sie ihn wieder vermeiden, und nach einer weiteren schwachen Reaktion darauf, war sie wieder triggerfrei.

Da die positiven Behandlungsergebnisse bei den meisten Patienten nicht anhielten, entschieden wir uns, für die Behandlung nicht weiter Werbung zu machen. Zum Glück hilft Dr. Session leidenschaftlich gern und fuhr mit der Entwicklung der Psychosomatic-Remediation-Technique fort. Die Behandlung wurde inzwischen auf ein 20-Stunden-Programm erweitert, das über sechs Tage hinweg durchgeführt wird. Die Ergebnisse sind vielversprechend. Bei über 50% seiner Patienten halten die positiven Resultate an. Mach weiter so, Scott!

Wenn Sie an einer PRT-Behandlung interessiert sind, müssen Sie dazu Dr. Sessions in Thayne, Wyoming, ca. eine Stunde südlich von Jackson, aufsuchen. Die Behandlung dauert eine Woche und wenn die Ergebnisse nicht andauern, sollten Sie für eine Folgebehandlung zurückkehren. Weitere Informationen bezüglich PRT erhalten Sie auf misophoniatreatment.com (englischsprachig).

Verhaltenstherapie

Kognitive Verhaltenstherapie identifiziert problematische Muster in den Gedanken, Gefühlen und dem Verhalten einer Person. Gemeinsam versuchen Patient und Therapeut, diese dann durch ein angemesseneres Verhaltensmuster zu ersetzen. Außerdem gibt es spezielle verhaltenstherapeutische Maßnahmen, die sich besonders auf die Reaktion des Patienten auf bestimmte emotionale Situationen konzentrieren.

In einer Fallstudie wird die Behandlung einer jungen Misophonikerin mit kognitiver Verhaltenstherapie beschrieben. Ihre zwischenmenschlichen Kompetenzen verbesserten sich nachhaltig. Auf ihre Triggerstimuli aber hatte die Behandlung keinen Einfluss.[34]

Die Therapie umfasste die folgenden Komponenten:

a) eine kognitive Komponente gegen negative Gedanken,
b) eine Verhaltenskomponente, um unangemessene Verhaltensmuster und ängstlich-vermeidende Bewältigungsstrategien durch praktische und hilfreiche zu ersetzen,
c) eine physiologische Komponente, um die autonome Reaktionsfähigkeit neu einzustellen.

[34] Bernstein, Angell, & Dehle, 2013

Es konnte nur schwerlich bewertet werden, ob die Patientin die letzte Komponente, eine tägliche, 30-minütige Übung, tatsächlich durchgeführt hatte. Die Behandlung beseitigte anscheinend die konditionierte emotionale Reaktion auf die Trigger, hatte aber auf den körperlichen Reflex keinen Einfluss. Die Patientin empfand die Geräusche also weiterhin als störend, da sie einen Reflex spürte.

Eine weitere Fallstudie beschreibt die verhaltenstherapeutische Behandlung zweier Teenager im Alter von 11 und 17 Jahren.[35] Sie umfasste Psychoedukation - die Aufklärung über die Störung, in diesem Fall Misophonie -, Expositionen und kognitive Umstrukturierungen, um die Patienten darin zu unterstützen, ihre Trigger zu tolerieren, ohne aggressiv zu werden, oder zu versuchen, sie zu vermeiden. In der Exposition wurden die Patienten immer stärkeren Triggern ausgesetzt und es wurde ihnen beigebracht, ihre Reaktionen zu unterdrücken. Bei dem 11-Jährigen wurde ein Belohnungssystem angewendet, wenn er es schaffte, sich den Triggern auszusetzen. Der 17-Jährige wurde nicht belohnt. Mit kognitiver Umstrukturierung wurden ihre Ansichten bezüglich der Geräusche bearbeitet, z.B.: „Meine Familie macht diese Geräusche mit Absicht, nur um mich zu ärgern". Nach der Behandlung konnten beide Jugendliche mit ihren Familien zusammen essen, ohne dass besondere Maßnahmen ergriffen werden mussten. Gemäß ihren Selbstbewertungs-Fragebögen zeigten beide Jugendliche nach der Behandlung eine Senkung ihres Misophonie-Schweregrades, wobei diese bei dem 11-Jährigen minimal ausfiel. Die Fallstudie beinhaltet keine Nachuntersuchungen, daher wissen wir nichts über den weiteren Verlauf.

Ich spreche mich deutlich gegen diese Art von Expositions- bzw. Konfrontationsübungen aus. Bei diesen wird der eigentliche körperliche Reflex nicht behandelt. Ich befürchte, dass der 11-

[35]McGuare, Wu, & Storch, 2015

Jährige die nach außen hin sichtbaren Reaktionen nur unterdrückte, um die Belohnung zu bekommen, innerlich aber weiterhin unter starkem Stress stand. Auf diese Weise können sich neue Trigger und weit stärkere misophonische Reflexe entwickeln. In vielen Fällen verschlimmerte sich die Misophonie bei dieser Art von Behandlung.

Kognitive Verhaltenstherapie kann Ihnen dabei helfen, mit Ihrer Misophonie besser umzugehen, indem Sie Ihre Einstellung gegenüber Ihren Triggern ändern. Viele Patienten bestätigen die positiven Ergebnisse dieser Behandlung. Sie wird auch vom Misophonie-Management-Programm als Behandlungsmethode empfohlen, durch die die Misophonie selbst zwar nicht geheilt oder gelindert werden kann, mit deren Hilfe Patienten aber erlernen können, sie als einen Teil von sich zu akzeptieren und mit ihr zu leben.

Neurofeedback

Beim Neurofeedback wird dem Patienten durch Auswertungen der eigenen Hirnstrommuster sein Bewusstseinszustand (zum Beispiel wach, schlafend, aufmerksam, entspannt, gestresst) rückgemeldet. Dadurch wird es ihm ermöglicht, eine bessere Selbstregulationsfähigkeit zu entwickln.

Es gibt keine eindeutigen Aussagen oder veröffentlichte Fallstudien bezüglich der Wirksamkeit von Neurofeedback bei Misophonie. Bei manchen Patienten ist die Behandlung sehr erfolgreich, bei vielen zeigt sie jedoch keine Wirkung. Dr. Randall Lyle aus Cedar Rapids, Iowa, ist ein hochqualifizierter Therapeut mit praktischer Erfahrung in Neurofeedback und hat misophonische Symptome mit dieser Behandlungsmethode reduzieren können.

Dies ist jedoch ein langwieriger Prozess, der zwischen 40 und 100 Sitzungen erfordern kann. Gerade wegen dieser langen Dauer hat Neurofeedback womöglich eine eher indirekte Auswirkung auf Misophonie.

Gemäß Dr. Lyle kann eine solche Therapie ergänzend zur Behandlung von Depressionen, Angststörungen, Stress, chronischer Müdigkeit, Migräne, posttraumatischer Belastungsstörung (PTBS), und Zwangserkrankungen eingesetzt werden.[36] Außerdem wird die allgemeine Gesundheit und das Wohlbefinden gesteigert.

Da Misophonie mehrere Reaktionsschritte umfasst und Neurofeedback die Reaktion einer Person auf aversive Auslöser abschwächt, ist der primäre Effekt eine schwächere emotionale Reaktion. Der körperliche Reflex, der normalerweise durch die Wiederholung des Triggers und der allgemeinen misophonischen Reaktion gestärkt wird, kann dann möglicherweise ebenfalls schwächer ausfallen. Das Entscheidende dabei ist, dass Neurofeedback Ihre Gesundheit und Ihr Wohlbefinden verbessern kann. Wenn Sie auf diese Weise Ihre allgemeinen Gesundheitsprobleme beseitigen, reduzieren Sie automatisch Ihre Misophonie-Symptome.

So ähnlich, wie es auch bei Connor war, dem bereits erwähnten Soldaten, der nach seinem Einsatz in Afghanistan an PTBS und Misophonie litt. Er verbesserte seinen Allgemeinzustand mit Progressiver Muskelentspannung und der „Keine Gefahr, aber trotzdem danke"-Methode und konnte so seine Misophonie praktisch eliminieren. Dank der Muskelentspannung konnte er nachts besser schlafen und seine PTBS-Symptome reduzieren. Sein allgemeines Wohlbefinden verbesserte wahrscheinlich sofort seine Misophonie. Da er seine emotionalen Reaktionen auf lange Sicht

[36]http://www.randallrlylephd.com/ vom 04.06.2015

senken konnte, wurde sein konditionierter misophonischer Reflex immer schwächer und verschwand schließlich vollständig.

Medikamente gegen Angststörungen und Depressionen (Anxiolytika und Antidepressiva)

In einer Studie verglichen wir die Auswirkungen verschiedener Behandlungen auf Misophonie. Da einige Teilnehmer mehrere Behandlungsmethoden durchgeführt hatten und nur die letztendliche Gesamtwirkung beschrieben, war es schwer, die Auswirkungen der einzelnen Methoden zu bestimmen. Eine Regressionsanalyse zeigte, dass Medikamente für Angststörungen oder Depressionen einen messbaren positiven Effekt auf den Misophonie-Schweregrad hatten. Ich rate aber von der Einnahme dieser Medikamente als allgemeine Misophonie-Behandlung ab. Wenn Sie jedoch an Depressionen oder Angstzuständen leiden, die nicht mit Ihrer Misophonie zusammenhängen, kann die passende medikamentöse Behandlung dieser Leiden auch Ihre Misophonie verbessern. Die Medikamente scheinen nur eine indirekte, aber dennoch positive Auswirkung auf Misophonie zu haben.

darüber in Kenntnis, denn alle derartigen Informationen helfen mir im Kampf gegen die Misophonie.

Behandlungen, die Sie vermeiden sollten

Wie bereits in früheren Kapiteln besprochen, verstärkt und verfestigt sich der misophonische Reflex bei jedem Trigger, den man hört. Ein verbreiteter Irrtum ist der, Misophonie für eine Art Zwangsstörung oder Phobie zu halten. Bei der Behandlung einer Zwangsstörung darf der Patient seine Zwangshandlung durchführen, muss sie aber danach mehrere Male wiederholen oder sich einer anderen zeitaufwändigen Tätigkeit widmen. Die Idee dahinter ist, das Zwangsverhalten zu bestrafen, damit der Patient dem Drang zu einer neuen Zwangshandlung widersteht. Das Bedürfnis, die Zwangshandlung durchzuführen ist unfreiwillig, doch die anschließende Tat ist eine bewusste Entscheidung.

Diese Behandlung wäre bei Misophonie sinnlos, da der Reflex sowie die damit verbundene emotionale Reaktion unfreiwillig sind. Wenn der Patient für seinen Wutausbruch bestraft wird, würde es ihn nur frustrieren. Er versucht ja, sich zu kontrollieren, schafft es aber nicht. Wenn die Bewältigungsstrategie bestraft wird, nachdem der körperliche Reflex und die emotionale Reaktion schon stattgefunden haben, ändert sich höchstens die Bewältigungsstrategie. Bestrafung ist immer mit negativen Gefühlen verbunden und ist daher nicht so wirksam wie eine Belohnung für die Kontrolle seines unsozialen Verhaltens.

In beiden Fällen werden die ersten vier Komponenten der misophonischen Reaktion überhaupt nicht behandelt, sondern nur die Bewältigungsstrategie angegangen. Das hat zur Folge, dass bei jedem Trigger die Reaktion stärker wird.

Die oft bei Phobien angewandte Konfrontationstherapie (der Patient wird seinem Trigger wiederholt in voller Stärke ausgesetzt, erst für kürzere und schließlich längere Zeitabschnitte) ist die schlimmste Behandlung für Misophonie-Patienten. Es mag vereinzelte Fälle gegeben haben, in denen Patienten damit erfolgreich waren, aber ich nehme an, das hat mit ihrer sehr hohen Motivation und Entschlossenheit zu tun. Auf keinen Fall sollte diese Behandlung auf Kinder angewandt werden, denn sie kann den Initialreflex und die emotionale Reaktion verstärken und zur Entwicklung neuer Trigger führen.

Viele Misophoniker, die sich dieser Behandlung unterzogen, berichten, dass sich ihre Störung dadurch verschlimmerte. Im Laufe der kognitiven Verhaltenstherapie hören Sie zwar auch einige Ihrer Trigger, doch gleichzeitig erhalten Sie Hilfestellungen, um sich zu entspannen. Sie können sich also ohne Probleme Ihren Triggern in kleinen Maßen aussetzen, um langsam Ihre Kunst der Entspannung zu perfektionieren. Wenn ihr Arzt oder Therapeut Ihnen Konfrontationstherapie vorschlägt oder gar verschreibt, suchen Sie sich bitte einen anderen Therapeuten.

11. Misophonie bei Kindern

Die Informationen in diesem Kapitel basieren auf meinen Erfahrungen mit misophonischen Kindern, die ich behandelt habe, sowie den Eindrücken ihrer Eltern.

Wie wir bereits wissen, entwickelt sich Misophonie durch Konditionierung. In diesem Prozess entwickelt der Betroffene eine Reflexreaktion auf einen vorhersehbaren oder sich wiederholenden Stimulus. Das Kind kann nicht auf Kommando mit diesem Reflex aufhören, da er automatisch ist. Eine emotional oder physisch belastende Situation wird mit dem Stimulus eines sich wiederholenden Geräusches (Ess- oder Atemgeräusche, Stimmen im anliegenden Zimmer, Tippen, Geräusche von gewissen Konsonanten, usw.) verbunden. Der große emotionale Druck, der oft in der Schule entsteht, ist leider ein idealer Nährboden für die Entwicklung von Misophonie.

Dr. Pawel und Dr. Margaret Jastreboff, die bereits 2001 der Misophonie ihren Namen gaben, schrieben in einem Artikel über die Behandlung von Misophonie und anderen Gehörstörungen, dass misophonische Reaktionen den Prinzipien konditionierter Reflexe unterliegen. Das Unterbewusstsein spiele dabei eine große Rolle. Diese Ansicht wurde von einer Studie belegt, in der die diagnostischen Kriterien der Misophonie festlegt wurden.[39] Studien dieser Art zeigen, dass Misophonie auf Erfahrungen basiert und nicht einfach plötzlich aufgrund einer Gehirnstörung oder eines genetischen Zustandes ausbricht.[40] Genetik kann jedoch ihre Entwicklung begünstigen. Ob Ihr Kind zur Klasse Typ 1, Typ 2

[39]Schröder, Vulink, & Denys, 2013
[40]Møller, 2011

oder evtl. aus einer Hochsensibilität heraus eine Misophonie entwickelt, hängt größtenteils von seiner Veranlagung ab.

Kinder, die Misophonie entwickeln

Es gibt hauptsächlich zwei Arten von Kindern, die Misophonie entwickeln:

„Typ 1“: Kinder dieses Typs sind folgsam und hilfsbereit. Sie sind sehr sensibel und im Einklang mit den Gefühlen anderer. Obwohl sie selbst ihre Gefühle womöglich verstecken, beunruhigt sie die schlechte Stimmung eines Elternteils und diese Gefühle manifestieren sich in Muskelanspannung. Jegliche wiederholte Anspannung, die mit einer stressreichen Situation einhergeht, kann zu einem misophonischen Reflex werden. Wenn ein bestimmtes Geräusch weiteren Stress erzeugt, kann sich so ein Trigger daraus entwickeln. Ein Beispiel hierfür wäre Schmatzen, wenn die Kindern gelernt haben, dass sich das überhaupt nicht gehört.

Trigger können in einem Typ-1-Kind zu heftigen Gefühlsausbrüchen führen. Diese Ausbrüche klassifizieren es jedoch nicht als ein Typ 2-Kind, weil dies eine charakteristische Eigenschaft von jedem Misophoniker ist, egal ob es sich dabei um Erwachsene oder Kinder handelt.

„Typ 2“: Diese Kinder sind eigenwillig, neigen zu Wutausbrüchen und haben ein starkes, wenn auch vielleicht inkorrektes Gerechtigkeitsempfinden. Sie schaffen sich ihren eigenen Stress. Sie beklagen sich über die Zeit ins Bett zu gehen, wollen noch länger auf dem Spielplatz bleiben, weigern sich, das Videospiel auszuschalten, und wollen nicht bei der Hausarbeit helfen. Sie stehen in ständigem Konflikt mit Eltern oder Geschwistern.

Eine 10-jährige Patientin stritt sich am Esstische andauernd mit ihrem kleinen Bruder. Sie lieferten sich einen ständigen „Starr mich nicht an!!"-Kampf, bis die Situation eskalierte und sich beide anbrüllten. Aufgrund seiner ständig verstopften Nase aß er mit offenem Mund, und sein Schmatzen wurde von ihrem Reptiliengehirn schließlich mit der Stresssituation am Esstisch gekoppelt. Dadurch wurde es zu ihrem Trigger.

Ich führte auf Facebook folgende Umfrage durch:

Wie würden Sie ihr misophonisches Kind beschreiben?

Typ 1: Ein fast mustergültiges Kind, das sich gut benimmt, zuverlässig und hilfsbereit ist. Es scheint eine emotionale Stabilität zu zeigen.

Typ 2: Ein eigenwilliges Kind, das schnell wütend wird und sehr fordernd seinen Willen durchsetzt."

Ich bekam 36 Antworten. Demnach beschrieben 21 Eltern ihr Kind als Typ1 und 13 als Typ 2. In zwei Fällen wurde das Kind als beide Typen beschrieben. Dieses Umfrageergebnis stimmt mit meinen Beobachtungen überein.

Die Entwicklung des ersten misophonischen Triggers

Die Entwicklung der Misophonie beider Typen basiert auf emotionalem Stress. Typ 1-Kinder verspüren diesen Stress oft aufgrund ihrer Sensibilität gegenüber den Gefühlen anderer. Auch Kinder, die an Angst- oder Zwangsstörungen leiden, gehören wahrscheinlich dieser Gruppe an. Auch diese Störungen können zur Misophonie beitragen. Typ 2-Kinder schaffen sich ihren eigenen Stress, aber das Ergebnis ist das gleiche: Stress wird mit einem sich wiederholenden Geräusch verbunden.

Veranlagung oder Erfahrung?

Beides. Ich habe vier Kinder. Das Älteste und das Jüngste waren definitiv Typ 2-Kinder, wohingegen die anderen beiden ganz anders ausfielen. Eins war ein Typ 1-Kind und das andere war weder noch. Meine misophonische Tochter gehörte zum Typ 2. Ihr Bruder, der sehr ähnliche Charakterzüge hatte, leidet nicht an Misophonie. Manche Kinder sind in sich sehr stabil. Diese entwickeln selten Misophonie.

Misophonie entsteht nie nur aufgrund der Veranlagung oder nur aufgrund des Umfeldes oder der Erfahrungen eines Kindes. Sie ist keine genetische Störung, die sich in einem bestimmten Alter plötzlich bemerkbar macht.

Kinder mit Störung der Sinnesverarbeitung: Bei dieser Störung werden Sinneseindrücke fehlerhaft verarbeitet, es besteht oft eine Überempfindlichkeit gegenüber z.B. Geräuschen. Auch bestimmte Kleidungsstücke, Schuhe oder Licht können betroffene

Kinder beunruhigen. Da Geräusche, die sich wiederholen, bei ihnen starken Stress verursachen, entwickeln sie leichter eine Misophonie als andere.[41] Diese Kinder können zu Typ 1 oder 2 gehören, evtl. aber auch keiner dieser Gruppen zugeordnet werden. Die Störung der Sinnesverarbeitung ist hirnorganisch bedingt und obwohl ihre Symptome denen der Misophonie ähneln, stehen die beiden Störungen in keiner Verbindung zueinander.

Was können die Eltern tun?

Dies ist eine schwierige Situation für Sie als Eltern. Vielleicht denken andere oder auch Sie selbst, dass Ihr Kind einfach ein Flegel und extrem ungezogen ist. Sie irren sich jedoch, wenn Sie glauben, dass es seine Trigger einfach ignorieren könnte, oder dass es um einen Machtkampf in der Familie geht. Misophonie ist eine besondere Störung, die Ihrem Kind viel Stress bereitet. Dieser Stress, den es aufgrund eines Geräusches empfindet, ist eine unfreiwillige Reflexreaktion.

Obwohl wir hier hauptsächlich Eltern anreden, gilt das gleiche für Ehepartner oder enge Freunde eines Misophonikers. Der Betroffene benutzt diese Störung nicht, um Sie zu manipulieren. Er wird sich auch nicht einfach früher oder später an seine Trigger gewöhnen.

Es gibt unterschiedliche Verhaltensweisen in einer Triggersituation. Der Misophoniker hält sich die Ohren zu, läuft weg, schubst oder stößt die Triggerperson. Alle diese Reaktionen sind automatisch, da Misophonie ein Angriff auf den Körper und die Gedanken ist und die Reaktion ohne Nachdenken erfolgt.

[41] Wu, Lewin, Murphy, & Storch, 2014

Es kann womöglich die Eltern verwirren, wenn die Reaktion des Kindes auf gewisse Geräusche nicht immer gleich ausfällt. Wenn Sie Kartoffelchips essen, flippt Ihr Kind aus. Hat es einen Freund zu Besuch, der mit am Tisch sitzt, und Sie essen Chips, zeigt es keine Reaktion. Das heißt nicht, dass Ihr Kind nicht getriggert wurde. Natürlich spürte es den Trigger auch, als sein Freund dabei war, und stand unter extremem Stress. Die nach außen hin sichtbare Bewältigungsstrategie hat es aber mit aller Kraft unterdrückt, denn es konnte es sich einfach nicht leisten, seinen Emotionen freien Lauf zu lassen. Der Freund hätte es auslachen können oder würde vielleicht nicht mehr zu Besuch kommen wollen. Das Gleiche trifft schließlich auch auf Erwachsene zu, wir zeigen unsere Irritation in der einen Situation offen, verstecken sie aber in einer anderen. Wenn uns beispielsweise die Polizei anhält und uns das wütend macht, reißen wir uns zusammen und schreien den Beamten nicht an.

Die Misophonie Ihres Kindes wird nicht von alleine verschwinden oder sich „verwachsen“! Wahrscheinlicher ist es, dass sie sich mit der Zeit verschlimmert und mehr Trigger, einschließlich visueller, hinzukommen. Wenn schließlich seine Schulkameraden oder Freunde zu Triggerpersonen werden, wird das extreme Auswirkungen auf sein Leben haben.

Dass Sie überhaupt wissen, dass Ihr Kind an Misophonie leidet und wie diese „funktioniert“, ist die wesentliche Voraussetzung dafür, ihm zu helfen und auch selbst gelassener mit der Situation umzugehen. So können Sie einen umfassenden Bewältigungsplan in die Wege leiten, damit es seine Trigger möglichst wenig hört. Wenn Sie diesen Plan konsequent durchsetzen - je früher, desto besser -, können sie nicht nur die Trigger, sondern auch den Schweregrad seiner Misophonie reduzieren.

Informieren Sie sich gut bezüglich möglicher Behandlungen. In Deutschland ist Misophonie bei Ärzten und Therapeuten leider immer noch weitgehend unbekannt. Die Internetseite www.misophonie-aktuell.de befindet sich derzeit im Aufbau. Hier sollen Informationen und Anlaufstellen für Deutschland gesammelt werden.

Die ultimative Behandlung, die bei jedem Kind anschlägt, gibt es nicht. Doch es gibt Hoffnung, denn die Forschung diesbezüglich macht stetig Fortschritte und der Kreis der Forschenden erweitert sich ständig.

Die Unterstützung und das Verständnis innerhalb der Familie und positive Erlebnisse helfen Ihrem Kind (siehe meine Website 3LParenting.com, englischsprachig). Liebe, Lachen und das Setzen von Grenzen können Konflikte, Stress und Spannungen in Ihrer Familie reduzieren und die Kooperation unter den Familienmitgliedern verbessern. Unterstützen Sie auch die Geschwister des betroffenen Kindes dabei, den Familienplan umzusetzen und mitzuhelfen. Klare Strukturen und Anerkennung, niemals aber Belohnungen für das Aushalten von Triggern, können die Einstellung Ihres misophonischen Kindes sowie die allgemeine Stimmung zuhause verbessern. Wenn sich Ihr Kind daheim wohl fühlt, wird das seine Misophonie beträchtlich reduzieren.

Misophonie kann eine sehr große Rolle in der Dynamik einer Familie spielen und ist häufig eine ernstzunehmende Ursache für Konflikte. Gute Verhaltenstherapie kann die Probleme auf diesem Gebiet reduzieren. Auf 3LParenting.com (englischsprachig) können Sie sich Videos ansehen, die Ihnen beim Umgang mit Ihrem Kind helfen. Wenn Sie aber dennoch keinen Ausweg sehen und Ihr misophonisches Kind oder dessen Geschwister nicht kooperieren, versuchen Sie, einen Therapeuten zu finden, der sich mit Misophonie auskennt und Sie unterstützen kann.

12. Misophonie oder „Konditionierte Aversive Reflexstörung“ (CARD)

Obwohl die Bezeichnung „Misophonie“ sich mittlerweile durchgesetzt hat und einprägsam ist, bin ich aufgrund meiner Erfahrung und Nachforschungen der Meinung, dass sie die Störung nicht korrekt beschreibt.

Erstens bedeutetet das Wort buchstäblich „Hass auf Geräusche“ und bezieht sich daher nur auf die emotionale Reaktion auf akustische Trigger. Viele Misophoniker haben jedoch visuelle, in vereinzelten Fällen sogar olfaktorische oder taktile Trigger. „Misokinesia“[42] wurde als Bezeichnung für die Reaktion auf visuelle Trigger vorgeschlagen - was letztendlich ein zweiter Name für einen Aspekt des gleichen Phänomens wäre.

Zweitens legt der Name „Misophonie“ den Schwerpunkt auf die starke Abneigung des Betroffenen gegen ein Geräusch. Etwas zu mögen oder aber eine Abneigung zu haben, ist ein Bewertungsprozess, den eine Person durch rationales Denken ändern kann. Das gilt aber nicht für einen unfreiwilligen körperlichen Reflex, den man sich nicht aussuchen oder ausreden kann.

Drittens hängen emotionale Reaktionen hauptsächlich mit dem limbischen System zusammen, während konditionierte Reflexe neurologisch mit dem autonomen Nervensystem verbunden sind. Misophonie ist eine konditionierte Reflexreaktion und sie

[42] Schröder, Vulink, & Denys, 2013

nen ebenfalls helfen werden, Ihre Reflexe zu reduzieren oder sogar völlig zu eliminieren.

Sie können Ihre Misophonie überwinden!

Ich wünsche Ihnen alles Gute!

Weiterführende Adressen

Diese Liste wird auf www.misophonie-aktuell.de immer auf dem neuesten Stand gehalten. Falls Sie selbst eine gute Ressource kennen, die sich als hilfreich erwiesen hat, teilen Sie sie uns mit! Wir nehmen sie gern in unsere Liste auf.

Internet

www.misophonie.de

Informationen über Misophonie im Allgemeinen und die Arbeit von Thomas H. Dozier im Besonderen. Geführt von Andreas Seebeck.

www.misophoniecoaching.de

Dreimonatiges persönliches Coachingprogramm mit Verena Hein (Psychologin MSc), Andreas Seebeck (HP Psych.) und Patrick Crauser (Autor und Coach).

misophoniainstitute.org

Englischsprachige Internetpräsenz von Thomas H. Dozier

NRT-Behandlungen (Neural-Repatterning-Technique) nach Dozier in Deutschland

Seebeck, Andreas (Heilpraktiker für Psychotherapie): Clemens-August-Str. 3, 49413 Dinklage, Tel. 04442 / 921153

Technische Hilfsmittel

Rauschgeneratoren: DOHM Schlafhilfe SleepMate, LectroFan

Apps: TMSOFT White Noise und White Noise Market, Misophonia Trigger Tamer, Visual Trigger Tamer, Misophonia Reflex Finder

Offene Kopfhörer: Sony MDR-AS200, Sennheiser PX 685i

Abschirmende In-Ear-Kopfhörer: Etymotic MC5

Smartphones (als günstige Abspielmöglichkeit): Sony Xperia L

Kopfhörer mit Geräuschunterdrückung: Bose QC20/20i, Bose QC25, Parrot Zik 2.0

Literatur

Seebeck, Andreas & Homrighausen, Febe: Misophonie - Lisas Wut und die Geräusche
Siehe Leseprobe am Ende des Buches

Crauser, Patrick: Ich hasse Geräusche!
Der Autor beschreibt hier anschaulich am eigenen Beispiel, wie er die Informationen und Ratschläge aus Thomas Doziers Buch über Misophonie umgesetzt hat und sein Leben gestaltet, um mit Misophonie zu leben.

Crauser, Patrick: Misophoniker Bodyguard
Ein Ratgeber für Familien, Freunde und Partner von Menschen mit verminderter Geräuschtoleranz (Misophonie).

Englischsprachige Literatur

Dozier, Thomas H.: Understanding and Overcoming Misophonia: A Conditioned Aversive Reflex Disorder
Das englische Original zu diesem Buch.

Lott, Joey: How I Solved My Sound Sensitivity Problem (Misophonia): Or How Chewing Sounds No Longer Send Me Into a Rage
Ein sehr kurzes Ebook, in dem es darum geht, der misophonischen Reaktion mit Achtsamkeit zu begegnen.

Krauthamer, Judith T.: Sound-Rage: A Primer of the Neurobiology and Psychology of a Little Known Anger Disorder
Ein etwas theorielastiges Buch, das sich eher auf die neurologischen Zusammenhänge als auf Lösungen konzentriert.

Hayes, Shaylynn: Full of Sound and Fury: Suffering With Misophonia
Enthält hauptsächlich Erfahrungsberichte sowie die Abschriften der Behindertengleichstellungsgesetze mehrerer englischsprachiger Länder.

Hayes, Shaylynn: Misophonia International
Berichte und Interviews rund ums Thema Misophonie

Mckenzie, Duncan Alexander: The 4S Handbook. Selective Sound Sensitivity Syndrome
Kleines Büchlein, das eher an der Oberfläche bleibt.

Englischsprachige CDs

Eccles, Rachael: Noise Sensitivity: Overcome Sensitivity to Noise (Misophonia), Three Track Self Hypnosis Hypnotherapy CD
Englischsprachige CD mit Anleitung zur Tiefenentspannung, während der vorgeschlagen wird, den Triggergeräuschen weniger Aufmerksamkeit zu schenken

Literaturnachweise

Berkowitz, L. (1983). Aversively stimulated aggression: Some parallels and differences in research with animals and humans. *American Psychologist, 38*(11), 1135-1144. doi:10.1037/0003-066X.38.11.1135

Berkowitz, L., Cochran, S. T., & Embree, M. C. (1981). Physical pain and the goal of aversively stimulated aggression. *Journal of Personality and Social Psychology*, *40*(4), 687 -700. doi:10.1037/0022-3514.40.4.687

Bernstein, R. E., Angell, K. L., & Dehle, C. M. (2013). A brief course of cognitive behavioural therapy for the treatment of misophonia: A case example. *The Cognitive Behaviour Therapist, 6*(10), 1-13. doi:10.1017/S1754470X13000172

Borkovec, T. D., & Sides, J. K. (1979). Critical procedural variables related to the physiological effects of progressive relaxation: A review. *Behaviour Research and Therapy, 17*(2), 119-125. doi:10.1016/0005-7967(79)90020-2

Bourne, E. J. (2011). *The anxiety and phobia workbook*. Oakland, CA: New Harbinger Publications.

Conrad, A., & Roth, W. T. (2007). Muscle relaxation therapy for anxiety disorders: It works but how?. *Journal of Anxiety Disorders, 21*(3), 243-264. doi:10.1016/j.janxdis.2006.08.001

Dehghan-Nayeri, N., & Adib-Hajbaghery, M. (2011). Effects of progressive relaxation on anxiety and quality of life in female students: A non-randomized controlled trial. *Complementary Therapies in Medicine, 19*(4), 194-200. doi: 10.1016/j.ctim.2011.06.002

Donahoe, J. W., & Vegas, R. (2004). Pavlovian conditioning: The CS-UR relation. *Journal Of Experimental Psychology: Animal Behavior Processes, 30*(1), 17-33. doi:10.1037/0097-7403.30.1.17

Dozier, T. H. (2014, February). *Misophonia: An aversive conditioned reflex to soft sounds*. Poster presented at the annual convention of the California Association for Behavior Analysis, San Francisco, CA. Available from: http://misophoniatreatment.com/wp-content/uploads/2014/03/Misophonia-as-a-conditioned-reflex-2014-CalABA.pdf

Dozier, T. H. (2015a). Counterconditioning treatment for misophonia. *Clinical Case Studies*. Published online before print January 20, 2015. doi: 10.1177/1534650114566924

Dozier, T. H. (2015b). Etiology, composition, development and maintenance of misophonia: A conditioned aversive reflex disorder. *Psychological Thought, 8*(1), 114–129, doi:10.5964/psyct.v8i1.132

Dozier, T. H. (in der Presse). Treating the initial physical reflex of misophonia with the neural repatterning technique: A counterconditioning procedure. *Psychological Thought.*

Edelstein, M., Brang, D., Rouw, R., & Ramachandran, V.S. (2013). Misophonia: Physiological investigations and case descriptions. *Frontiers in Human Neuroscience, 7*(296), 1-11. doi: 10.3389/fnhum.2013.00296

Fayzullina, S., Smith, R. P., Furlotte, N., Hu, Y., Hinds, D., & Tung, J. Y. (2015). *Genetic associations with traits in 23andMe customers*. Retrieved from http://blog.23andme.com/wp-content/uploads/2015/03/5-N8XiOLkGIgydwX_SS-IQ_23-08_Genetic_Associations_With_Traits1.pdf on July 3, 2015.

Furedy, J. J., & Riley, D. M. (1987). Human Pavlovian autonomic conditioning and the cognitive paradigm. In G. Gavey (Ed.) *Cognitive processes and Pavlovian conditioning in humans* (pp. 1-25). Chichester, West Sussex, UK: John Wiley & Sons Ltd.

Goubet, N., Strasbaugh, K., & Chesney, J. (2007). Familiarity breeds content? Soothing effect of a familiar odor on full-term newborns. *Journal of Developmental & Behavioral Pediatrics 28*(3), 189-194. doi:10.1097/dbp.0b013e31802d0b8d

Howard, G. S. (1980). Response-shift bias a problem in evaluating interventions with pre/post self-reports. *Evaluation Review, 4*(1), 93-106

Jastreboff, M. M., & Jastreboff, P. J. (2002). Decreased sound tolerance and tinnitus retraining therapy (TRT). *Australian and New Zealand Journal of Audiology, 24*(2), 74-84. doi:10.1375/audi.24.2.74.3110

Jastreboff, M.M., & Jastreboff, P.J. (2014). Treatments for decreased sound tolerance (hyperacusis and misophonia). *Seminars in Hearing 35*(2), 105-120. doi: 10.1055/s-0034-1372527

Johnson, M. (2014, February). *50 cases of misophonia using the MMP*. Paper presented at the misophonia conference of the Tinnitus Practitioners Association, Atlanta, GA.

Johnson, P. L., Webber, T. A., Wu, M. S., Lewin, A. B., Murphy, T. K., & Storch, E. A. (2013). When selective audiovisual stimuli become unbearable: A case series on pediatric misophonia. *Neuropsychiatry, 3*(6), 569-575.

Kumar, S., (2015). Neurobilogical bases of misophonia. Presentation at the annual conference of the Misophonia Association, Chicago, IL.

Kumar, S., Hancock, O., Cope, T., Sedley, W., Winston, J., & Griffiths, T. D. (2014). Misophonia: A disorder of emotion processing of sounds. *Journal of Neurology, Neurosurgery, and Psychiatry, 85*(8), e3. doi: 10.1136/jnnp-2014-308883.38

Lattal, K. M. (2012). Pavlovian conditioning. In G.J. Madden (Ed.), *APA handbook of behavior analysis: Vol. 1 methods and principles* (pp. 283-306). Washington, DC: American Psychological Association Press.

Lehrer, P. M., Woolfolk, R. L., Rooney, A. J., McCann, B., & Carrington, P. (1983). Progressive relaxation and meditation: A study of psychophysiological and therapeutic differences between two techniques. *Behaviour Research and Therapy, 21*(6), 651-662. doi:10.1016/0005-7967(83)90083-9

Martz, K. (2013). *Patient Panel.* Presentation at the annual conference of the Misophonia Association, Portland, OR.

McGuire, J.F., Wu, M.S., & Storch, E.A. (2015). Cognitive Behavioral Therapy for Two Youth with Misophonia. *Journal of Clinical Psychiatry.*

Møller, A. R. (2011). Misophonia, phonophobia, and "exploding head" syndrome. In A. R. Møller, B. Langguth, D. DeRidder, & T. Kleinjung, (Eds.), *Textbook of tinnitus* (pp. 25-27). NY: Springer Publishing.

O'Bannon, R. M., Richard, H. C., & Runcie, D. (1987). Progressive relaxation as a function of procedural variations and anxiety level. *International Journal of Psychophysiology, 5*(3), 207-214. doi:10.1016/0167-8760(87)90007-9

Öst, L. G. (1987). Applied relaxation: Description of a coping technique and review of controlled studies. *Behaviour Research and Therapy, 25*(5), 397-409. doi:10.1016/0005-7967(87)90017-9

Öst, L. G. (1988a). Applied relaxation vs progressive relaxation in the treatment of panic disorder. *Behaviour Research and Therapy, 26*(1), 13-22. doi:10.1016/0005-7967(88)90029-0

Öst, L. G. (1988b). Applied relaxation: Description of an effective coping technique. *Cognitive Behaviour Therapy, 17*(2), 83-96. doi:10.1016/0005-7967(87)90017-9

Pavlov, I. P. (2003). *Conditioned Reflexes.* (V. G. Anrep, Trans.). Mineola, NY: Dover Publications. (Original work published 1927).

Rattaz, C., Goubet, N., & Bullinger, A. (2005). The calming effect of a familiar odor on full-term newborns. *Journal of Developmental & Behavioral Pediatrics 26*(2), 86-92. doi:10.1097/00004703-200504000-00003

Schröder, A., Vulink, N., & Denys, S. (2013). Misophonia: Diagnostic criteria for a new psychiatric disorder. *PLoS ONE 8*, e54706. doi: 10.1371/journal.pone.0054706

Ulrich, R. E., & Azrin, N. H. (1962). Reflexive fighting in response to aversive stimulation. *Journal of the Experimental Analysis of Behavior, 5*, 511-520. doi: 10.1901/jeab.1962.5-511

Van de Mortel, T. F. (2008). Faking it: social desirability response bias in self-report research. *The Australian Journal of Advanced Nursing, 25*(4), 40-48.

Wu, M. S., Lewin, A. B., Murphy, T. K. & Storch, E. A. (2014). Misophonia: Incidence, phenomenology, and clinical correlates in an undergraduate student sample. *Journal of Clinical Psychology, 70*(10), 1-14. doi: 10.1002/jclp.22098

Zald, D. H., Lee, J. T., Fluegel, K. W., & Pardo, J. V. (1998). Aversive gustatory stimulation activates limbic circuits in humans. *Brain, 121*(6), 1143-1154. doi: http://dx.doi.org/10.1093/brain/121.6.1143

Zald, D. H., & Pardo, J. V. (1997). Emotion, olfaction, and the human amygdala: Amygdala activation during aversive olfactory stimulation. *Proceedings of the National Academy of Sciences, 9*(8), 4119-24.

Auch von Lotus-Press:

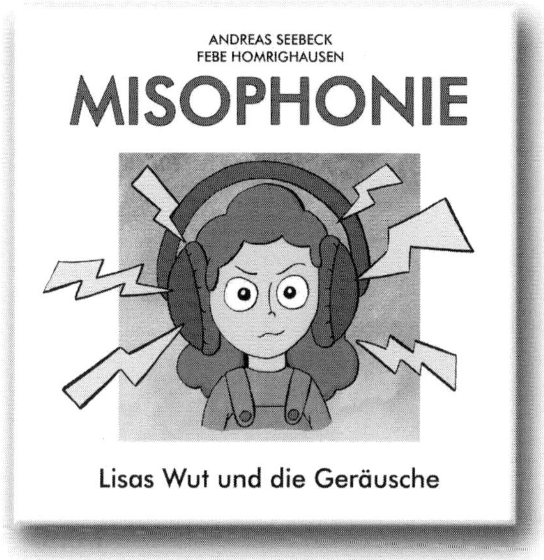

Andreas Seebeck (Autor) & Febe Homrighausen (Illustratorin)

Misophonie: Lisas Wut und die Geräusche

Kompakt und leicht verständlich: Wie entsteht Misophonie und was kann man tun, um sie in den Griff zu bekommen?

Lisa reagiert mit Wut und Ekel auf ganz normale, leise Geräusche. Sie weiß gar nicht, was mit ihr los ist und mit ihr leidet ihre ganze Familie. Dann stellt sich heraus, dass Lisa Misophonie hat und damit nicht alleine steht. Viele Menschen sind von Misophonie betroffen, doch meist dauert es lange, bis sie auch nur erfahren, dass es einen Namen für ihr Problem gibt. Ihr Sozialleben ist oft extrem beeinträchtigt, die Suche nach Hilfe schwierig, denn auch in der Therapeuten- und Ärzteschaft ist Misophonie noch weitgehend unbekannt. Da Misophonie in den meisten Fällen im Alter von 8 bis 12 Jahren beginnt, ist Lisa ein typisches Beispiel, in dem sich sicher viele Betroffene wiedererkennen werden.

80 Seiten, mit zahlreichen Illustrationen, komplett in Farbe.

*Leseprobe**

INHALT

Teil 1 - Misophonie verstehen

*verkleinert und in schwarz/weiß - das Original ist komplett in Farbe im Format 21x21 cm

Teil 2 - Was bei Misophonie hilft

!

Misophonie kann jeder und in jedem Alter bekommen. Meistens entsteht sie allerdings im Alter von 8 bis 12 Jahren und es trifft eher Menschen, die ihrer Umwelt gegenüber offen sind und sich von Sinneseindrücken nur schwer abwenden können.

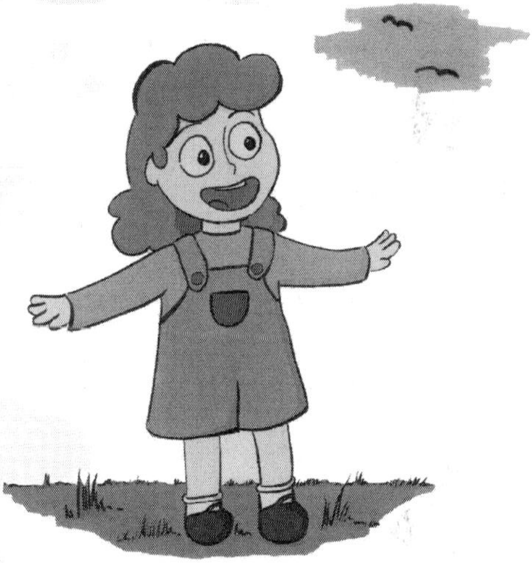

Das ist Lisa

Lisa geht es gut. Die Schule macht ihr Spaß, sie geht schon in die dritte Klasse. Zu Hause spielt sie am liebsten draußen im Garten. Ihre Eltern sind die besten Eltern, die es gibt. Da ist nur diese eine Sache...

Wie entsteht Misophonie?

Misophonie entsteht meist durch Konditionierung. Eine körperliche Anspannung (oft durch Stress verursacht) und ein sich wiederholendes Geräusch (z. B. Ess- oder Atemgeräusche, Stimmen im anliegenden Zimmer, Tippen, das Aussprechen bestimmter Konsonanten, Uhrenticken) werden vom Unterbewusstsein miteinander verbunden, einfach weil sie gleichzeitig wahrgenommen werden.

Der große emotionale Druck, der oft in der Schule entsteht, ist leider ein idealer Nährboden für die Entwicklung von Misophonie. Eine typische Situation: Das Kind kommt gestresst aus der Schule und sitzt entsprechend angespannt am Mittagstisch. Unter dieser Anspannung nimmt es z. B. Kaugeräusche der Mutter wahr.

Einmal konditioniert reicht dann das Hören des Geräusches, um die Anspannung auszulösen. Diese wiederum löst einen angeborenen Wut- oder Ekelreflex aus, weil sie vom Unterbewusstsein irrtümlich als Angriff interpretiert wird.

Wie alle anderen Reflexe (z.B. Erröten) kann auch dieser nicht unterbunden werden.

Lisa mag nicht mehr mitessen

In letzter Zeit geht sie nur noch ungern zum Mittagessen, denn da kommt immer diese Wut. Die wächst und wächst, je länger sie am Tisch sitzt und den anderen beim Essen zuhört. Es kommt ihr so vor, als wenn es hauptsächlich Mamas Essgeräusche wären, die sie immer wütender machen.

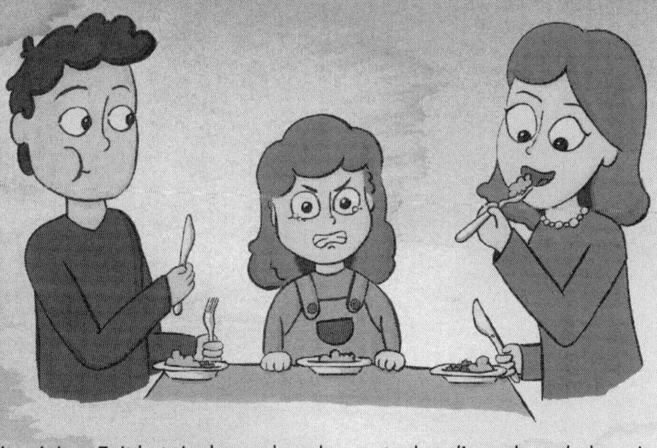

Vor einiger Zeit hat sie das auch mal gesagt, aber die anderen haben sie nur verständnislos angeschaut. Mama isst doch ganz normal, Papa und Lisas kleine Schwester Janina hören von niemandem das Kauen oder Schlucken. Seitdem traut sie sich nicht mehr etwas zu sagen. Und es scheint immer schlimmer zu werden. Das macht ihr große Angst und sie weiß nicht, was sie tun soll.

Wer hat Schuld?

Eine misophonische Reaktion trägt alle Anzeichen einer klassischen Konditionierung. Um sie auszulösen, reicht das Zusammenkommen von Anspannung und Geräusch. Es braucht also kein traumatisches oder anders geartetes negatives Erlebnis zugrunde zu liegen! Lisas Mutter ist nur zufällig deren Triggerperson geworden, nicht, weil sie ihr irgendetwas getan hätte.
Das Unterbewusstsein nimmt es anfangs oft sehr genau: Nur die typischen Geräusche einer bestimmten Person triggern. Eine Ausweitung findet gewöhnlich erst später statt.

Was Lisa fühlt

Lisa sitzt am Esstisch und hört Mama kauen. Das Geräusch ist nicht besonders laut oder abstoßend, und trotzdem ist da in ihr diese ungeheure Wut. Was ist bloß los - sie hat Mama doch lieb. Sie möchte schreien und irgendwo draufhauen. Sie weiß, dass diese Reaktion falsch wäre, aber das hilft ihr auch nicht weiter. Und dann kommt das nächste Kaugeräusch, das alles noch schlimmer macht. Und das nächste. Und wieder das nächste. Immer schwerer kann sie nach außen hin die Ruhe bewahren.

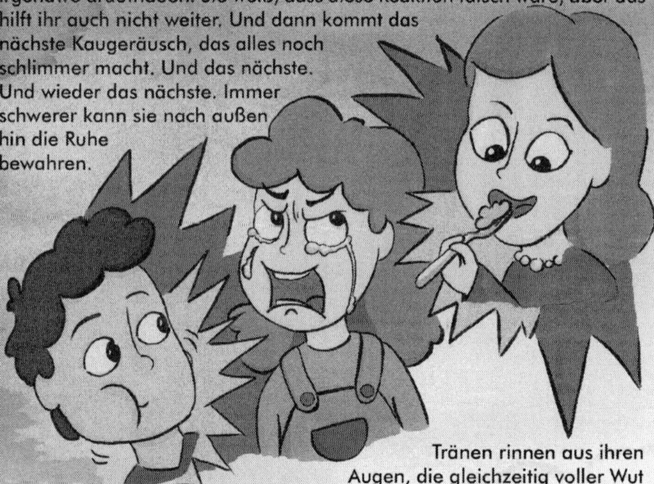

Tränen rinnen aus ihren Augen, die gleichzeitig voller Wut sind. Sie nimmt alle Kraft zusammen und sagt, dass sie keinen Hunger mehr hat und gehen möchte. Mama bittet sie liebevoll, doch am Tisch sitzen zu bleiben, bis alle aufgegessen haben. Lisa ist verzweifelt und am Ende ihrer Kraft. Alles dreht sich, sie nimmt nur noch diese übermächtige schmerzende Wut war. Und das nächste Kaugeräusch, immer wieder das nächste.

Was im Körper abläuft

Für die Misophonie sind nur die unbewussten Teile des Gehirns verantwortlich. Das „Reptiliengehirn" löst den emotionalen Reflex des limbischen Systems aus. Daher können Misophoniker ihre Reaktion auf den Trigger genauso wenig kontrollieren wie z. B. einen Schweißausbruch. Auch die äußeren Umstände sind unwichtig - der Triggerstimulus löst die Emotionen jedes Mal aus, wenn das Reptiliengehirn ihn wahrnimmt.

Extreme Emotionen wie Wut, Ekel oder Verbitterung überwältigen den Misophoniker, evtl. fühlt er sich auch beleidigt oder angegriffen. Hilflosigkeit oder Trostlosigkeit können ebenfalls zu diesen starken Gefühlen gehören. Zu den Emotionen kommen physiologische Reaktionen: Muskelanspannung, beschleunigter Herzschlag, Schwitzen oder extreme Stressgefühle. Die Stress- und Wutbotenstoffe wie Serotonin und Adrenalin werden reflexartig ausgeschüttet. Von der Natur sind sie dafür vorgesehen, als Antwort auf einen tatsächlichen Angriff zur Aktion zu befähigen. Zwingt sich der Misophoniker, still sitzen zu bleiben, bleibt der Chemiecocktail noch länger im Körper und schwächt seine Konzentrationsfähigkeit immens. Sogar die Schrift verändert sich. Die Unfähigkeit, sich trotz größter Bemühungen zu konzentrieren, führt zu Frustration und weiterem Stress, oft auch zu Schuldgefühlen. All das wiederum verstärkt misophonische Reaktionen und führt so zu einer Abwärtsspirale.

Die Klassenarbeit

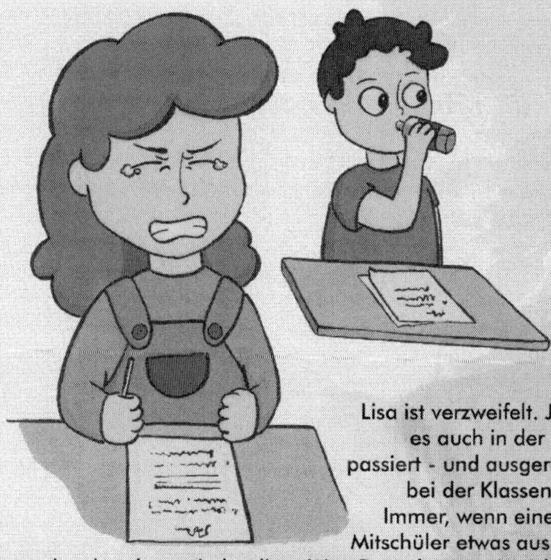

Lisa ist verzweifelt. Jetzt ist es auch in der Schule passiert - und ausgerechnet bei der Klassenarbeit. Immer, wenn einer ihrer Mitschüler etwas aus seiner Flasche getrunken hat, kam wieder diese Wut. Dann konnte sie sich überhaupt nicht mehr auf die Arbeit konzentrieren. Warum muss sie immer diese Schluckgeräusche hören, die sind ihr doch sonst nicht aufgefallen! Sie konnte nur noch da sitzen und und hoffen, dass die anderen endlich aufhören, etwas zu trinken. Erst gegen Ende der Stunde konnte sie noch ein paar Sätze schreiben. Und das Mittagessen zu Hause war danach so schlimm wie nie zuvor.